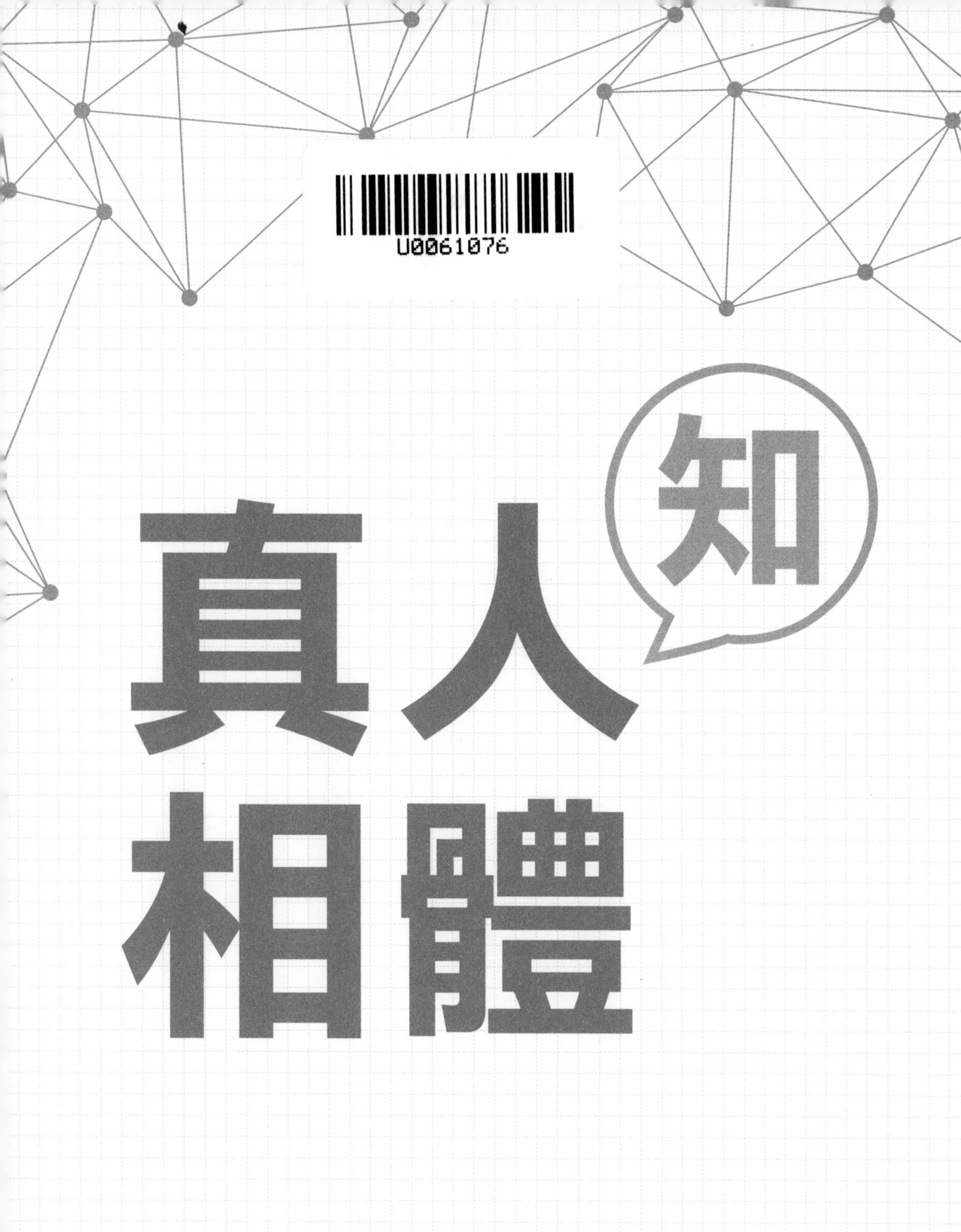

真人知相體

陳松鶴 著

「真健康百課系列」全書簡要

大眾面對養生益壽，遇到生病看病，聽聞靈和靈魂，好像走入迷宮暗室。

本書從生命的高度，在大眾的位置，用有趣的內容，分為多冊解讀人體、益壽和看病等真相。進而由多個視角探討生命的真諦和真正的健康。

作為一位臨床醫學博士，著者在美國、中國和香港有從事一線醫學工作50 年的資歷、學識和見聞。

本書與大眾分享如何善用一己之力惜護生命，包括平時養護生命，以及病時保護生命。期待讀者在提升有用的醫學知識和有效的抗病能力後，能夠理智應對各疾病，成功維護自身真健康。

《知人體真相》本冊簡要

人的生命與人的身體不劃等號，生命是由身心靈融合而成的共體。把身體健康上升到生命健康，以新觀念詮釋人體真相、健康真相和生命真相。

知人體，愛自己，惜護生命才是真健康的根基。提倡自我管理健康，我的健康我作主。

從身心靈層面深入瞭解並嘗試解讀：我是誰？我從哪裏來？我到哪裏去？在生命全週期，努力開拓從生到逝的真健康金光大道。

靈性和靈魂是敏感話題，駐居大腦新皮質的靈性，使得人類成為地球生物之王。分享科學、哲學、儒學、禪學、命理等資料，奇妙、神秘而有趣、有益。

香港保健協會
（The Hong Kong Association for Health Care）

香港保健協會於 1989 年由周文軒太平紳士創立，並經香港特別行政區政府註冊為非牟利機構。現任會長兼董事會主席為周忠繼太平紳士。董事為周薇青女士等。

香港保健協會面向香港和內地，從事醫學健康方面的公益事業，普及醫學保健知識，服務於大眾、病患和長者，推動香港與內地之間的醫學和健康的交流。為了表彰協會長期來的工作和貢獻，中國人民代表大會副委員長兼中國紅十字會會長陳竺最近授予協會「中國紅十字奉獻獎章」。

香港保健協會網站（http://www.healthcarehk.org）從 2011 年起，由香港保健協會在香港主辦。雜誌紙質版停辦之後，網站在形式和內容上做了更新、改進和擴容。協會與內地和香港部分知名醫學科普雜誌及醫學院、醫院合作，特邀臨床各科醫生及專家、名家（包括部分中國科學院院士和中國工程院院士）執筆撰稿。開闢《專家説病》、《醫學進展》、《醫護信箱》、《中草藥園》、《防病益壽》、《醫院檢索》、《協會記事》等多個專欄。

香港保健協會和網站以醫學、服務和聯絡為工作重點。

醫學：以醫學新思路、診斷新技術、治療新方法為主線，提供原汁原味又通俗易懂的醫學健康資訊，旨在提升大眾的醫療知識和健康素養，增強識病、懂病、看病的能力。

服務：以公益為目標，推動慈善、助貧、義診、諮詢、講課等活動，以有限的人力和資金，為廣大民眾和會員服務。

聯絡：推進香港與內地之間的在醫療上的互動和交流，介紹和推廣健康和醫療的新方法、新技術。逐步建立醫生和醫院的聯絡。

香港保健協會位於香港九龍尖沙咀加連威老道 2-6 號 12 樓，電話：23683022

目錄

序一

陳松鶴教授是我熟識的原上海醫科大學老一輩的臨床醫學家，長期在國內外從事醫療工作。他以自己豐富的閱歷和全新的健康理念，融合了多方面的醫學基礎知識和多方位的醫療實用方法，撰寫了「真健康百課系列」，分幾冊出版。在解讀人體組成、保健益壽、生病看病等真相的過程中，他使讀者大眾對於惜命、養命、保命的認識煥然一新，更上一層。

健康是生命的依託和保證，健康是人類最寶貴的財富。提升健康素養和提倡自我維護是增進國民健康的有效途徑，也是我國健康戰略的重要任務。看病過程其實是醫者與患者之間實現的溝通、互動和心力的融合。這一切取決於醫、患之間在知識上的接軌和交往中的理解。醫、患雙方都相向而行，解決看病難和醫患矛盾便增加了重要的推力。

作為一名長時期在國內外行醫並經驗豐富的醫生，陳松鶴教授以科普形式向大眾和病人傳授基本醫學知識，提升大眾的健康素養及懂病、抗病、看病的能力，很有意義和價值，應當讚許和弘揚。

我向讀者推薦「真健康百課系列」各冊，書中為廣大讀者管理健康、看病就醫指點了方向，謀劃了攻略和提供了方法。相信廣大讀者能夠在惜命、養命、保命中，通過日常學習，適時解決養生和看病中諸多麻煩，在生命大道上活出精彩！

上海中醫藥大學校長
上海市中醫藥研究院院長
上海醫學會會長
徐建光

序二

陳松鶴教授曾經是我院大內科、血液實驗室、生物治療研究室的負責人。半個世紀以來，在中國、美國從事醫療臨床和研究工作，身體力行，博學多識，救治了無數病人。近年來他又投入醫學知識的大眾傳播及公益事業，致力於通過科學普及，讓醫學歸於大眾，讓醫學知識成為自我保健、促進健康、提升抗病能力的良方。

真健康百課系列一書以人體真相、益壽真相和看病真相分別作為主題，從身體到心靈，從健康到疾病，從養生到益壽，從懂病到看病，涉及到基礎和臨床許許多多醫學學科。作者從大眾的需求出發，融入自己豐富的臨床經驗、多方位的醫學知識和全新的健康視角，又予以通俗化及趣味化，使醫生的教科書變成大眾易讀易學的健康和醫學科普讀物。有利於提升讀者惜護生命、養護生命、保護生命的能力。

本書介紹的健康、養生、醫療的基本知識，提出的看法、思路和見解，容易讀懂但內涵深刻，對病者有功效，對醫者同樣有啟示。醫生也應當盡心盡力成為大眾和病人在抗病中的戰友，也應當明白醫生和患者在知識上的接軌，在心靈間的溝通，在看病中的合力，至關重要，意義深遠。

陳松鶴老師是我的醫學前輩，早聞他治學嚴謹，兢兢業業，待病人如親人，善於使用深入淺出的醫學知識與病人溝通、交流，是我和年輕醫生的楷模，從他所作的書中就閃現出上述影子。可以相信，不管是健康的民眾，還是病人或其家人，以及年輕醫生，閱讀此書，一定能從中收獲頗豐。

復旦大學附屬中山醫院院長
中國科學院院士

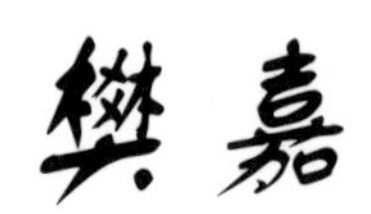

序三

陳松鶴醫生是一位學習、工作於上海、美國和香港的醫學專家，從事臨床醫療、醫學研究和醫學傳播有長達 50 年的經歷。他為廣大讀者奉獻上以「真健康」為主題的這套醫學常識著作，是以醫生的身份，立足於大眾的認知視角，將醫學知識予以通俗化、大眾化，深入淺出地為廣大讀者解讀人體、益壽、看病的真相。

《黃帝內經》提出「上醫治未病，中醫治欲病，下醫治已病」。陳醫生憑藉自己豐富的臨床經驗，多方位的醫學知識和全新的健康觀念，幫助讀者提高對於惜護生命、養護生命、保護生命的認識，以及提升懂病、抗病、看病的能力。一位長期「治已病」的醫生，又擔負起「治未病」和「治欲病」的責任，使我們既看到「上醫」注重通過預防疾病來維護人民健康的重要性；也深感當今老一輩醫生身負的使命和仁心的可貴。

本書著眼於提升廣大民眾自我維護健康和自覺防控疾病的能力，立足於讓廣大讀者認識人體和疾病，理解醫療和醫生。要提高醫療品質，要解決目前看病中的難題，用科普的形式增強讀者對醫學基本知識的瞭解，提升人民健康素養，包括看病、抗病能力，無疑是其中重要的一環，十分必要。

本書介紹的醫學基本知識，提出的看法和思路，易讀易懂且內涵深刻，對大眾和病者十分有益，特向大家推薦。希望本書能為廣大讀者自我維護健康，及時找到疾病中的疑團，有信心向著健康長壽邁進。

香港註冊中醫學會永遠會長

《香港中醫雜誌》主編

陳抗生

序四

認識陳醫生，並與他共事很多年了。他在美國和內地從事醫療已有數十年。他學識廣博，又熱中於公益，長期為香港保健協會、香港保健雜誌和醫學網站費心出力。陳醫生經常為病人、為民眾、為公司的工作人員講授有關健康、人體、醫療等多方面的常識，為大家進行義務醫療諮詢，熱情地把他醫學經驗和學識，與大眾分享。

陳醫生把長期的講課內容和豐富的醫療經驗進行歸類整理，閱讀并收集了不少資料，再加上他對生命和人生的深入探索及理解，寫作了「真健康百課系列」一書，分多冊出版，有人體真相、益壽真相、看病真相等主旨。

書中各課都有深刻的醫學道理或人生感悟，能讓我們受到啟發。更重要的是，書中每一課還能學到不少有用的健康和醫療知識，深入而淺出，其中提供的那些思路、方法和功略對於保健、養生、看病都有應用價值和實際成效。

在如今，健康、養生、疾病等有關資訊大量氾濫，但是其中很多說法卻自相矛盾，讓人難分真假而迷惑。因而，十分需要閱讀醫學專家用第一手科學知識和臨床經驗寫的書。為此，我推薦本書給廣大讀者大眾。

由於本書的寫作，陳醫生眼睛發病。經眼睛手術後，他繼續寫作不息，為本書付出心力。我欽佩他的學識經驗，更感謝他的奉獻精神。

下面用陳醫生自己的話作為本序的結尾：「與大眾和病人一起分享醫學基本知識和醫療實用經驗，長期來成為我的願望和責任。」

香港保健協會董事

周薇青

本書前言

惜命　養命　保命
——做自己的首席健康執行官

人生追求的最大價值何在？——名校的學歷、偉大的事業、無上的權力、顯赫的家族、崇高的名譽、滿溢的錢財？乃至金榜題名、金屋藏嬌、三代同堂……？其實這一些只是生命大廈中幾個房間。一旦大廈倒下，房間安在？筆者在美國紐約醫院工作時，曾親見世貿雙樓轟然倒塌，數千性命頃刻殤折。咫尺天涯，深切感悟：生命何其寶貴！

怎樣才算有錢？——十萬？百萬？一個億？不同階層報出不同的金額。有一個回答讓人啞口無言：只有當你享有健康之時，可以幸福、快樂地用錢，這樣才算真有錢！

健康是人最主要的財富，沒有健康就沒有一切。人生和命運經歷風雨，忽猛忽悠，健康是一把擋風遮雨的庇護傘，大傘下面好精彩，有安全。健康是生命的依託和保證。什麼是真正的健康？怎樣維護真健康？是人生頭號大事。

本書真健康百課系列，分為多冊。先以人體真相、益壽真相和看病真相作為三個主題，解讀健康、養生和抗病的真相；同時由惜護生命、養護生命和保護生命三個視角，試釋生命的真諦。

惜命，惜護生命。從瞭解人體開始，知道奇妙的人體是維護健康的真實依託，知道生命是身、心、靈融合而成的共同體，知道真健康是包括身體、心境、靈性在內的生命健康。作主健康的關鍵在於提升身上的正能量——健商、醫商或健康素養。分清生命自然週期中各個時期一些獨特的健康問題，瞭解人從哪裏來，又到哪裏去，懂得維護真健康遍及生命全過程。惜命，就是愛惜自己。

養命，養護生命。人經歷生老病死，或者從健康、亞健康，到小病、重病。所謂養，即平時的保健和養生。在還沒有生病之時，即漫長的平時，就從身心靈多方位好好養護生命。養命，就是把長長的平時生活改善得更健康一些，更簡單一點。

保命，保護生命。一旦發生疾病，不單單是醫生的責任。你自己也必須全身心投入生命保衛戰，成為醫生的戰友，讓疾病在掌控之中。懂病、辨病、查病、抗病，那些醫學基本知識便是自我保命的法和術，一樣不能少。這樣，看病過程才會一路綠燈，一路順暢。保命，就是提升自己抗病和看病的本領。

對於身心靈三位一體的生命，惜，即惜護、拓實生命大道的地基；養和保，即養護、保護生命大道上平時和病時這兩大段路面。知曉三個真相，惜一養一保步步到位，生命在這樣的康莊大道上穩步前行，人生才能活出精彩和恢宏！

斗轉星移，筆者已經從醫半個世紀。早在初穿白大衣起，我開始在門診和病房經常向病人及其家人解説疾病的來龍去脈和診療的輕重利弊。在以教授身份為醫學生上大課之前，我已經為病人上過不少「小課」。驚喜發現，病人及其家人多麼渴望獲取醫學資訊，而且這樣的知識交流在很大程度上推動了醫療進程，收效不菲。從而懂得：醫生醫病不單單只依靠醫術。於是，講課、寫文、交流，與大眾和病人一起分享醫學基本知識和醫療實用經驗，長期來成為我的願望和責任。

現在終於可以把「真健康百課系列」作為禮物，送給廣大讀者，以及有病或看病的朋友。熱切期待你們在維護健康、益壽養生和看病抗病時可讀易懂，有效有用。

哪一天如果發現，你自己在平時和病時各個時段中，已經能夠從容經營自己的真健康，理智面對身心靈出現的問題，或基本懂得如何排解看病中的麻煩，你才相信：做自己的首席健康執行官，其實並不難。

你的生命你經營，你的健康你做主。——這便是一位醫生懸懸而望的心願。

《知人體真相》本冊導言

惜護身心靈　生命真健康

當今世界，諸士百家説健康極多，究竟什麼才是真正的健康呢？如果從身的層面，用體的感受（五官），來認識和界定人體真相和健康理念，就把生命只看作人的身體，健康只限於身體的健康。

上世紀七十年代開始，對於人體和健康的認識，突破了生物醫學單一模式的局限，擴展為生物—心理—社會的模式，充分考慮到三者間相互聯繫和影響。

如果從長度、寬度及高度三個方向，進一步延長、拓寬和提升，就會進入認識境界的更新：人即生命，人的生命與人的身體不能簡單地劃等號，身體是依託生命的物質，生命（人）是由身體、心智和靈性三者融合而成的共體。把身體的健康上升到生命（包含身心靈）的健康，這才是真正的健康，真健康。

近年來國內外學者提出 4P 醫學，4P 包括 predictive（預見性）、preventive（預防性）、personalized（個性化）和 participatory（參與性）。重視預防和預測，強調每個人的主動性、參與性和獨特性。惜護自己的生命，把健康的自我管理放在首位，這是認識人體真相和健康本質的另一個重要思路，這才是真正的健康，真健康。

在真健康百課系列之本冊《知人體真相》中，從愛惜自己、惜護生命出發，通過對人、生命、身體，以及對身、心、靈進行探討，深入認識，嘗試從全方位、多視角、立體式詮釋健康的理念和本質。

真健康真在哪裏？包蘊本源、依託、維護三重含義，是本冊前三部分。以此為真健康的總綱，對於本系列另外兩冊《知益壽真相》和《知看病真相》也有指導意義。認識了真正的健康，進而才能管理真正的健康。

健康超越了醫學衛生的範疇。分別從身心靈、天地家、壽福樂這樣三維視角來認識健康，就大大拓寬了我們認識真健康的視野。幾千年來中華傳統文化通過中醫學、儒學、禪學、命理學等多個視角，以天地人之間的交融，探索健康的真相和生命的真相。

生命和健康的物質基礎和實體依託是身體及組成身體的那些細胞、組織、器官和系統。自己作主維護健康是真健康的核心，維護健康始於提升你身上的正能量——包括健商、醫商在內的健康素養。

精卵融合、呱呱落地、生長成熟、衰老疾病……生命步步走過自然週期。看清我從哪裏來，分清生命中各個時期獨特的健康問題和疾病表現，認清管理健康和精準醫療的漫長路徑，才能明白：真健康必須涵蓋生命全部自然週期。這是本冊第四部分。

人體有使用限期，瞭解人體，也要理解身後之事，思索到哪裏去。身體是物質的，最終重返大地母親，是必然的歸宿。靈性是意識的，是人類真善美的本性和寶貴的精神財富。精神不滅，代代相傳。科學已經發現不為人體感覺器官所能感受到的暗物質、暗能量、意識流……，還有量子、超弦……，靈魂會在其中嗎？

瞭解人、人體、健康的真相，是認識生命真相的第一步，也是惜護生命、養護生命和保護生命的開端。而這一切，又取決於：自己去瞭解（不只聽説），自己去辨別（不只傳聞），自己去思索（不只搜索），自己去學習（不只讀讀），自己去運作（不只説説），自己去堅持（不只一時）。道理雖然簡單，做到需下功夫。

生命真寶貴，健康價最高。惜護身心靈，三個都不少。

惜生命，愛自己，真健康，靠自己！

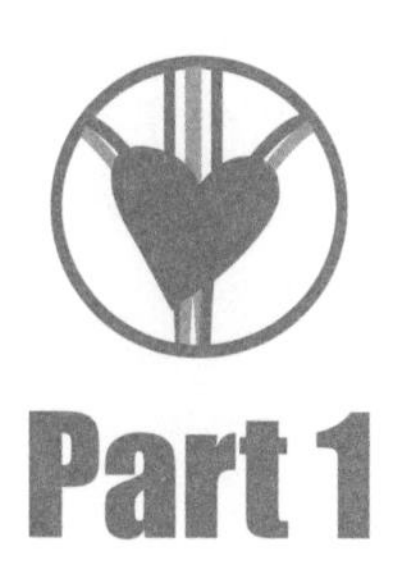

Part 1

真健康的本源：
我命繫於天

1-01
身心靈融成三重生命
——真健康不單是身體之好壞

1-02
天地家造就三和世界
——真健康不單在個人之方寸

1-03
壽福樂盡享三色人生
——真健康不單看壽命之長短

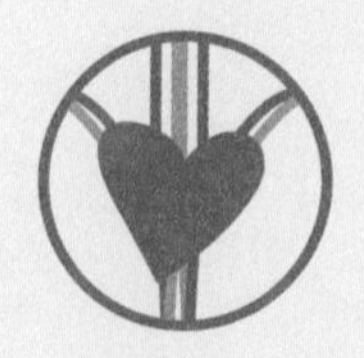

主要內容

健康超越了醫學衛生的範疇，遍及生命學科、人文學科、社會學科、自然學科……，還與營養、體育、藝術、哲學、儒學、禪學、靈學、命理等都有不解之緣。認識了真正的健康，進而才能維護真正的健康。

分別從身心靈、天地家、壽福樂這樣三維視角來認識健康，就大大拓寬了我們認識真健康的視野。

健康只是指軀體各器官各系統的健康，即身體健康嗎？

由近到遠，深入到心和靈的層面，從身心靈這個生命共體來認識真健康，則從身體健康，伸展到生命健康。

健康只是我一個人範圍內的健康，即個體健康嗎？

上通下達，把健康融合於人與自然（天）、人與社會（地）、以及人與家庭的和順、和平、和諧這樣的三和世界裏。

健康的終極目標為拉長生與死的距離，即延長壽命嗎？

高屋建瓴，在人生旅途中幸福和快樂決不可缺少，壽、福、樂必須有機結合，真健康作為生命的健康，包括健康、幸福、快樂在內的全部人生的價值和光彩。

1-01 身心靈融成三重生命——真健康不單是身體之好壞

☆ 細胞、組織、器官、系統構成了身體。身體是生命的物質基礎，生命是身體、心緒、靈性三部分組成的共同體。靈是生命中無法回避的必然組成，是與生俱來與後天融合的生命本性。對健康本源的認識，從單一的身體健康擴大到包括身、心、靈在內的整個生命的健康，是一個重大的升躍。真正的健康不單單是身體之好壞，真正的健康不單單是身體各器官、系統沒有生病。

1. 身和身體健康

構成身體（body）的化學元素有 20 多種，其中碳（C）、氮（N）、氧（O）、氫（H）是最為基本的四種元素，含量最多。奇妙的是：人與其他生物體內的元素種類一樣，由化學元素構成身體的大分子物質也基本類同，包括蛋白質、多糖類、脂質、核酸等。可見大自然是生物共同的母親。

大分子物質組成了細胞（cell），才是生命的開始。細胞是生物體進行生命活動的基本單位。多種形態相似、結構和功能相同的細胞聯合在一起而形成的細胞群便是組織（tissue）。不同的組織又構成了具有一定功能的器官（organ）。由一些器官組合一起，完成一項或多項生理活動的結構叫做系統（system）。

人體組織可分為四大類：上皮組織、結締組織、肌肉組織和神經組織。身體共有九個系統組成，即：神經系統、消化系統、呼吸系統、血液循環系統、運動系統、內分泌系統、泌尿系統、生殖系統和免疫系統。關於人體的奇妙組成將在本冊「Part 2　真健康的依託」中敘述。

由細胞、組織到器官、系統構成了人體，或稱作身體、軀體、肉體。身體指整個人體的形態結構和生理組織，包括四肢、軀幹和內臟。

什麼是人的身體健康？即人體各器官各系統的形態結構和生理功能完好無缺，處於正常的運作狀態，身體各器官各系統沒有疾病。

2. 心和心理健康

對於健康的認識逐漸從身體層面擴大到心理層面。不過，長期來這樣的認識還沒有被廣為接受。

這裏的心，不是胚胎發育中最早成形的器官心臟（heart），而是心緒（mood）或情緒（emotion），指人對於外界物質世界的主觀回應。人體各種感官器感受外部事物，傳入並經過大腦活動，表現出喜、怒、哀、懼等情感表現，又被稱之為心理（mentality）。

如果説身的生物結構和生理功能是生命存在的物質基礎，那麼心是生命的情感狀態。良好的心理素質和穩定、正向的情緒心態可以使生理功能處於最佳的狀態，反之則會降低或破壞某種生理功能而引起疾病。

反過來，身體狀況在結構或功能上的改變可能帶來相應的心理問題，生理上缺陷和疾病會產生煩惱、焦躁、憂慮、抑鬱等不良情緒，導致各種不正常的心理狀態。所以身與心難以截然分隔，身體健康與心理健康也是緊密依存的。

3. 靈和靈性健康

早在上世紀初歐洲哲學家已經闡述了生命的身、心、靈三元性。但是長期來心和靈常被混為一談。也有人提出靈商（SQ）的觀念，指對事物本質的靈感、頓悟和直覺思維能力。

一些學者對靈有著長期、深入的研究，大致有兩個方向：其一，從意識到意識來認識靈，認為心靈與物質是分離的；其二，從物質（身體和大腦）到意識來認識靈，認為靈是大腦活動的產物。

一門與心理學不同的新學科問世，叫做超心理學（parapsychology），或靈學（parapsychics）。該學科具一些神秘性，並不為多數科學家接受。其中原因有二：其一，把靈與靈魂、神蹟現象，聯繫一起，因出現率低，重複較難，證據缺乏，所以不易取信於人；其二，有人借此鼓動迷信，故弄玄虛，裝神弄鬼，博名騙財。

本書對靈的再認識是為了深入對真健康的認識，進而有利於維護健康，所以對各個方向的研究資料和基本觀念求同存異，按需取之。本書嘗試從以下三個視角為靈（spirit）定位。

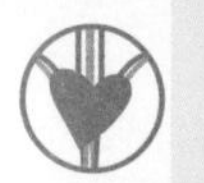

① 一种自我意識（self-awareness）

並非靈魂（soul），也稱靈性（spirituality）。靈是自我精神世界的核心和基托，屬於指導思想及信仰，人類道德及情操，認識觀、價值觀及利義觀，基本素養及思維方式。

② 人的生命本性（nature of life）

與生俱來也好，潛在喚醒也好，後天積聚也好，一旦確立，相對恆定、固化。

③ 大腦司令部的總指揮

通過主導心（心緒）和身（身體），提升生命正能量和道德高境界，給了人生的目的、世界的意義和「人為什麼活著」的答案，同時也造就了自我。

如果靈是生命中一個無法回避的客觀組成，便為我們開拓了一個觀察健康本源的極佳視角，更開啟了一個經營真健康的重要視窗——靈性健康。

有關靈、靈性和靈性健康，還將在本書中進一步討論。

4. 生命是身、心、靈的共同體

人即生命。身體是生命的物質基礎或載體。但是身體不等同生命，身體健康也不一定是生命健康。

心和靈是生命的精神部分。心、靈沒有身體作為依附，不是生命；沒有心靈的身體，即便活著，也只是中國成語所說的：行屍走肉。

心和靈相輔相成。東漢許慎著《說文解字》中表述的古代象形字「思」，下半部是心；上半部是嬰兒的囟門，即腦部。可見老祖宗早已懂得心腦相依了，也知道精神、思想或意識有兩個不同的組分。當然現代生命科學已經證明，所謂的心、囟實際上都是大腦的一部分。

主要都依託於大腦的心（心緒）和靈（靈性）究竟有何不同呢？眾說紛紜。為了從不同的視角認識生命，以不同的方位經營健康，筆者複習相關資料，試作一些初步的區分。

① 偏重

心偏重具體的認知片段，比較淺表、廣泛、細緻，如七情六慾，如心理、心態、心境，如情緒、脾氣、性格，如分析、比較、算計等；靈指的是總體的意識、精神、思路、能力，比較深層、窄義、籠統、抽象，而又登高望遠，高屋建瓴，如本性、天性、人格、道德、素養、人生觀、世界觀、價值觀、善良、慈悲、博愛等。

② 正負面

心可以是負面的，也可以是正面的；靈是正面的，是生命努力提升及追求的真能量和正能量，正面、積極、向上。

③ 物質基礎

心的物質基礎是大腦、交感神經、內分泌的平衡，日常的感官刺激通過大腦邊緣系統容易引起情緒反應；靈與大腦皮質前額葉功能密切有關，不受感官刺激的直接影響，深藏而不顯露，卻是人生的指路標和方向盤；

④ 表現形式

身是相對固定的物質體，心是必須依附於身、表現於身的意識體，靈則是比較自由的意識體，心與靈互為表、本，靈是心的指揮，心是靈連接身的媒介。

人類在經歷漫長的進化過程中，大自然母親已經把身、心、靈三者巧妙地融合在一起，孕育了如今現代人的鮮活的生命。身、心、靈融為生命共同體，是人類之所以成為生物之王和地球之尊的主要原因，而其中最重要的是靈。

5. 真健康：從身體健康到生命健康

所謂生命健康，有別於傳統認識的身體健康。身體是生命的物質依託，但與生命不能等同。活著，是生命在身體裏；死亡，是生命離別身體。所以，生命與身體是兩個不同的概念。有生命的身體需要健康，無生命的身體何談健康？

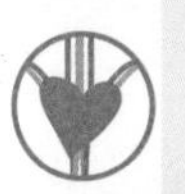

身、心、靈融為生命，生命的健康當然不僅僅是身體健康。對健康本源的認識，應當從單一的身體健康擴大到包括身、心、靈在內的整個生命的健康。生命健康才是真健康，這是認識健康的一個升躍。

真健康指生命健康，是大健康。真健康的理念使得人們對健康的認識不斷提升、不斷擴容、不斷深化。

① 長度上

從出生前的受精、妊娠，一直到臨終，長及生命全過程，全週期。

② 廣度上

包括衣食住行、生老病死、自然環境、人際關係、人生道路等一切影響健康的危險因素和誤區。

③ 深度上

除了身體，還包含精神、心理、生理、社會、環境、道德、秉性、素養、人性、人格、認識觀、人生觀、價值觀、思維方式等。

如果原來說的身體健康，只是指肉體從出生到離逝那條有限的一維線性，那麼現在身、心、靈朝向不同的方位構成生命結構的三維立體空間。健康涵義從身體健康到生命健康的放大擴容，讓我們登高望遠，眼前一亮，豁然開朗！

6. 真健康不單單是身體之好壞

早在 1946 年，世界衛生組織（WHO）在成立憲章中提到健康概念時這樣說：「健康乃是一種在身體上、心理上和社會上的完滿狀態，而不僅僅是沒有疾病和虛弱的狀態。」七十多年過去，越來越多事實表明，這樣的說法是正確的，是有遠見的。

從三維生命結構空間來討論，什麼是真健康？怎樣才算真健康？

回答是：身體、心緒、靈性上都達到完美狀態，而且相互協調，形成統一體。也就是說，真健康不單單是身體之好壞，真健康不單單是身體有沒有生病。

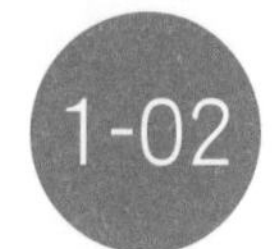

天地家造就三和世界——真健康不單在個人之方寸

☆ 識清真健康，必須把個人身體健康的方寸之地擴大再擴大。在漫長的人類進化過程中，人的生命與自然環境、人間社會和家庭姻親密不可分。生命與天、地、家在三個方位親密接觸並保持和順、和平、和諧，以三和世界為平台，以真健康為依靠，演出人生好戲。幾千年來中華傳統文化通過中醫學、儒學、禪學、命理學等多個視角，以天地人之間的交融，探索人體、健康和生命的真相。

1. 人類祖先是鯊魚？

大約在 30 多億年前，地球上誕生了細菌等原始生物。最新研究表明，3 億多年前一種漫游在海洋中的史前鯊魚（名為棘魚屬）可能是地球上所有頜類脊椎動物（包括人類）的共同祖先。也有說，人類祖先是森林古猿。

達爾文進化論和摩爾根遺傳學說告訴我們，一切生命由無機物到有機物，由單細胞變為多細胞，適者生存是大自然的選擇，生物通過遺傳、變異和自然選擇，從低級到高級，從簡單到複雜，不斷地進化著發展著。經過漫長的歷程，動物由低等進化到高等，由水生進化到到陸生：魚類、兩栖類、爬行類、鳥類、哺乳類，4 千萬年前靈長類出世。

作為靈長類的猿，從早期猿人階段、晚期猿人階段、早期智人階段，一直進化到晚期智人階段，大約化了 200 萬～ 300 萬年。

人和生命的起源至今仍存有不少爭論和疑問，堪稱亙古之謎。正因為人體構成的精密奇妙、複雜無比和生命進化的玄幻神秘、不可思議，導致其它說法問世。如「創造論」認為世界萬物都是由神所創造，比如上帝。也有一些科學家提出：第一批地球生命會不會來自外星球？

依據大量的考古和歷史資料，學者們認同：人類的起源與天、地、家密不可分。

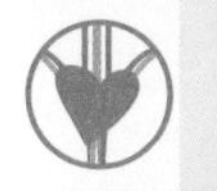

2. 繫於天（自然環境）

人，人體到底來自何方？生命起源於大自然應無可責疑。組成生物體的化學元素均直接或間接地來自無機環境。其證據是：

1）自然界中有的元素，生物體可能沒有；

2）但生物體有的元素，自然界中一定有；

3）生物體與自然環境之間存在著不間斷的水循環、氧循環、碳循環等。最新的探索發現，生物體與自然之間可能還存在氫的交換。

人類作為生物進化的產物基於：一方面大自然億萬年變遷是生物生存和進化的主要條件;另外一方面從猿到人的進化也是不斷改變自己一適應自然一再改變自己一再適應自然的漫長過程。老天動用了億萬年漫長久遠的光陰，終於在地球上一步步創造了貴為王者的人類生命。天地經緯，偌大無比，生命為此也不渺小。

我國古代各家對於「天人合一」有不同的詮釋。中國理論醫學典籍——《內經》主張「天人相應」學說，強調「人與天地相參也」，認為獨立於人的精神意識之外客觀存在的「天」，與具有精神意識主體的「人」之間，有著統一的本原、屬性、結構和規律。

可以說，我命繫天：天造就了人和生命，人和生命是天的一部分，或者說，天是人生存於世的本源和環境。

3. 接於地（人間社會）

人的祖先是攀樹的猿群，即「成群地生活在樹上」的古代類人猿。通過一起勞動，一起學製工具，一起生產，慢慢成長為人，慢慢地腳踏實「地」。如此漫長的過程始終離不開「群」。群即古人的社會組織，經歷了母系氏族、父系氏族階段。

人，既是獨立個體，又離不開群體。在地上共同生活、共同勞動生產的個體，長久形成並彼此相依有一種存在狀態，通過各種各樣社會關係聯合成一個群體集合，那就是社會。群體的範疇，小到民間組織，大到政黨、國家和全球化的世界。

社會履行的正向功能有語言的交流、文化的整合、思想和行為的導向、物質和精神資源的發展繼承等，都是作為個體的人難以完成的。人與社會相處和諧，所謂接地氣：一要溝通社會，二要適應社會，三要回饋社會。

4. 依於家（家庭姻親）

家庭是社會的基本單位，始於人類的群居。人之所以成為萬物之靈，與他的社會性和文化性密不可分。嬰兒出生後具有生物性，隨著成長具有社會和文化屬性，其間家庭這個社會—文化基地的培養，功不可沒。

人類社會漫長的發展過程中，形成了一夫一妻制的現代家庭。不管已婚、未婚或離婚，每個人都離不開家庭。家庭的基本功能幾乎無所不包：物質生活、傳種接代、培養教育、休閒娛樂等。家庭還有不少特殊功能：親情愛情、思想意識、心理習慣、家風傳承等。因此家庭對於個人，既是一種長期、持久、親密的血緣和親緣關係，也是物質和精神生活的共同體。

家庭是社會最基本的細胞，是最重要、最核心的經濟單位、社會組織和精神家園，也是你呱呱落地後最早依附的「小社會」。

5. 天和地和家和，人才和

你生命的圓心之外包裹著三個同心圓，一個大過一個：家庭、社會和自然。生命和人體從屬於它們，又是它們不可或缺的一分子。生命的紐帶繫天，接地，依家，身、心、靈的方方面面與天、地、家休戚相關，榮辱與共。為此，天地家和個體生命分別被通俗地稱為大宇宙和小宇宙。

① 自然

是生命的創造者和哺育者，是人類曠日久遠的原始母親和賴以生存的真正本源，也是美好生活的直接保證和基本家園。

② 社會

是群居的人共同生存的狀態和共同生活的形式，為個體的發展提供基礎的物質和精神資源。

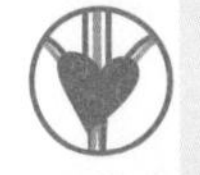

③ 家庭

是一個愛情、親情維繫的親密關係，是成長的搖籃，起飛的跑道，避風的港灣，歸宿的樂園。

人體和生命是獨立的，又是複合的。只有當與天地家和順、和平、和諧之時，才有人體的和順以及生命的和順。只有當人真正成為自然人、社會人和家人之時，和順的天地家才能組成三和世界。

6. 三和世界是真健康的大舞台

我命繫天接地依家是實實在在的，天地家對於生命健康的影響不管直截了當還是潛移默化，大大小小，無處不在：人體生存的維繫和生長的環境，生命基本物質的來源和食物，生理功能和平衡必須有的外部條件，心理疏通必備的管道……，乃至於不確定的自然和社會災難對生命的重擊，種種危險因素直接致病或間接（引起基因突變）致病，外界的精神污染使得心和靈蒙上陰影，社會和家庭的壓力帶來心理和情緒上創傷……。

三和的自然環境、三和的社會關係、三和的家庭生活向真健康注入滿滿的正能量。三和世界好比使禾苗成長的陽光、雨露、養分，缺一不可，至關重要。三和世界是維護和提升真健康的大舞台。

科學飛速發展，對醫學、衛生、社會、自然的認識日益深化，所謂健康就是「個人身體好」，僅僅局限於個人個體的方寸之地，這樣的觀念顯得片面、淺表。

根據聯合國世界衛生組織（WHO）提出了 21 世紀健康新概念，廣義的健康可以深化為以下四個方面：

其一，生理正常運行，不生病，身體好；

其二，心理保持平衡，心態佳，心境好；

其三，人與社會協調，適應社會，成為融入社會的一份子，所謂「社會人」；

其四，人與自然協調，順應自然，與環境和諧相處，所謂「自然人」。

把個體健康與自然和社會（包括家庭）密切相聯，繫天接地依家，從「小宇宙」擴展到「大宇宙」，對真健康的認識又提升了高度。

7. 命理風水 = 生命的道理？

我命繫天接地依家，其實是中華傳統文化敘説的生命道理。早在幾千年前我們的老祖宗就開始從多個視角來解讀人體的資訊，探索生命的真相。經過歷史變遷、千秋萬代，發揚光大，形成中醫學、儒學、禪學、命理學等思想和科學體系，讓人驚歎老祖宗的大智大慧。中華傳統文化中的生命道理，有助於深入理解真健康的本源和健康的自我維護。

當前有些中華文化瑰寶出現被否定的傾向，事出有因，這裏有認識誤區：

1）認為不科學，古老的東西無法用現代科學來解説，來驗證；

2）認為沒實效，牽強附會，沒有理論上的依據；

3）認為很虛無，神神秘秘，騙人騙錢。

關於中醫、儒學、禪學，在本書另外幾冊中還有進一步討論。這裏筆者以一個醫生的身份淺説健康與命理的聯繫，與讀者一起探討。

① 命和運：作主健康和改善人生的原動力

現代基因學説的問世，以及基因對於疾病的重要影響，讓人產生了基因天定，聽天由命的消極觀念。有關內容將在本冊 Part 3 的 3-02「作主健康的原動力」中作進一步討論。這裏，從命理學所説的命和運的關係先開個頭。

命，是生下來就定的，所謂身體髮膚，受之父母。其結構、組合、功能等有既定的個體屬性和發展方向。運，是後天必須面對的自然和社會環境，是命經歷的某一階段的人生過程。

命好比電腦中早已設定的硬體，運好比具體操作的軟體；命好比植物的種子，運好比賴以生長的土壤；命好比生產出廠的車輛，運好比車輛前行的道路。

命和運中，命生下來就註定不變，運卻可以改變。兩者作為人生和健康的原動力，缺一不可。怎樣的硬體、種子、車輛固然是基礎和根本，不過軟體、土壤、道路對於人生的運行、生長和發展也至關重要。

② 天運、地運和人運：繫天接地的生命本源

影響人的命運有三種力量，就是天時、地利與人和。命理學用天運、地運、人運為觀察生命的出發點：天運是人一出生就具有的既定命運；地運是

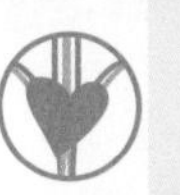

人長期生活和密切相處的周圍環境（如風水）；人運是經過本身的盡力可以改動的一部分天運和／或地運。這裏提出的繫天接地，與本課探討的三和世界十分接近。通過認識生命的本源，進而自我維護生命健康，與命理通過觀察三運，進而努力改變一部分人運，是不是也相通？

與健康相同，人的命運受先天或後天，既定或可變，漸增或漸減等多因素支配，並非一成不變的。如果用十個天干和十二個地支的排列組合把人的天運分類，再考慮到性別，13 億中國人中至少有千餘人同年、同月、同日、同時生，八字完全相同，那麼他們既定的人生大態勢似乎應當相同？

但是為什麼中華民族沒有同時出現千餘位馬雲或李嘉誠或郭台銘那樣的名人呢？那是因為：

1）人的命運取決於三運，而不僅僅一種運，天運相同但是地運不同；

2）人與人之間的運可能相互影響和互動；

3）由於後天的努力或者沉淪，人運是可能向上或者向下變化的。

懂得用多視角觀察和測算三運，積極向上，揚長避短，致力於改變人運，生命的健康和人生的命運可望蒸蒸日上。

③ 身旺和身弱：包含心靈的生命狀態

八字中的身弱、身旺主要根據八字中日干（出生日的天干）的五行力量強弱，綜合其他資訊，從而得出身旺或者身弱的判斷。這裏的身，不是指身體，而是指自我的意識或意志，或者說的是心和靈。

通常身旺的人一般主觀意識較強，身弱反之。並非身越旺越好，也不是越弱越好。身旺、身弱只是兩種不同的表現形式，不分好壞和高下。命理學認為主要在於神對於身旺身弱的平衡和調適，才能決定某人的命運趨勢和走向。這裏的神與組成生命的靈很相似。

命理用身旺身弱表示生命的狀態和命運的趨勢，主張神的主導地位。與本書強調靈在生命健康中的重要性，其意義也是一致的。

④ 陰陽五行和八字：探索生命的智慧方法

陰陽五行是陰陽學說和五行學說的總稱。陰陽學說是辨證法（對立統一）。五行學說是樸素的唯物論。陰陽和五行構成萬物。五行指金木水火土，五元素有陰陽消長不同程度的表現。五行之間存有四種關係：生、剋、乘、悔。

天運影響人運，人的出生時間體現了出生時的天運狀態。古人便以人的生辰八字為基礎，結合多種因素來推算命運的運行規律。

陰陽五行和八字是古人探索生命奧秘和人生命運的智慧方法。與中醫用望、聞、問、切和西醫用望、觸、叩、聽、嗅來檢查病人，有異曲同工之妙。

對於中醫和命理等中華傳統文化，務必跳出認識誤區，建立起一個正向至高而且歷久彌新的認識境界，以便讓我們深入理解和傳承，用來維護自己的真健康和提升我們的好命運。

① 由表及裏：認識真相真理的必然路徑

一個被確定的方法、共識、定律，都經歷發現、探索、試用等由表及裏的認識和實踐過程。從發現一種表面的自然現象到最後下結論，有時間的檢測、成效的考驗和反復的論證，並非一蹴而就，不可能萬無一失，有錯有誤也不必奇怪。

② 唯物唯心：實事求是的科學態度

唯物還是唯心，以往常常是我們觀察事物的一元化的態度，前者受推崇，後者受否定，甚至被斥為迷信。暗物質的發現告訴我們，並不是所有的物質都是看得見摸得到的。那些我們無法感覺到的暗物質，也是一種物質，而且佔據了宇宙的大部分。可見，在科技突飛猛進的今天，認識事物的科學態度應當超越所謂的唯物、唯心。

③ 與時俱進：探索生命健康的無窮無盡

世上的萬事萬物總是處於不停地變化中，科學的結論也會因為發現新現象、新事物而修正或改變。現代醫學、傳統醫學，乃至命理學觀察到的人體真相和生命本質只是冰山一角。有大量的新問題等待我們去發現和搞清，也有不少老問題需要我們去改善和更新。與時俱進才能推陳出新。

壽福樂盡享三色人生——真健康不單看壽命之長短

☆ 長的生命和好的生活，即延年益壽，才是完美的人生。人生三要素包括健康的機體、幸福的生活、快樂的心境。健康是一種生命狀態，幸福是一種生活過程，快樂是一種心靈感受。從傳統的福祿壽，更深入認識為壽福樂，即把健康作為幸福、快樂的基礎和前提。把健康放在第一位，同時要追求幸福和快樂，真健康追求的是三色人生。

1. 生命長短和生活好壞

有人說，人生漫漫；也有人說，人生苦短。人生，說到底就是兩點一線：始點（出生）和終點（逝去），兩點之間那條線的長度（生逝之間距離）是生命長短，兩點之間那條線的寬度（從生到逝那個過程），便是生活好壞。

人生由生命和生活組成。人生分五個階段：童年、少年、青年、中年、老年。線可長可短，延後終點，延長兩點之間的距離，延續生命，即延年，當然是健康應當努力爭取的目標，但是不夠。

不管線多長，不僅延長還要拓寬。追求生命的品質，追求生活的豐富多彩，長線有大魚，延年更要益壽。長的生命和好的生活，即延年益壽，才是完美的人生。

不管看重結果還是過程，真健康從生命的長，伸展到生活（物質和精神）的好，達到人生的美，是真正認識健康的又一個重要視角。

2. 美好人生三要素

美好的人生因時而異，因地而異，因人而異，歸結到底離不開三個要素。

① 要素之一健康

指機體的正常。

② 要素之二幸福

指生活的美好。

③ 要素之三快樂

指內心的愉悅。或者說，活得好，過得好，笑得好。

健康是一種生命狀態，幸福是一種生活過程，快樂是一種心靈感受。

健康狀態主要靠自己和醫生來維護。沒有健康，哪裏來幸福和快樂？

幸福過程要看上帝發給你什麼牌：有些過程無法改變，只能聽天由命，達觀面對；有些過程可以改變，你應當努力爭取和把握。

快樂是對狀態和過程的一種自我感受。甜、酸、苦、辣、鹹，人生有五味，但不必五味俱陳，半斤八兩。多多品嘗和享用放置甜蜜的那一瓶，少少打開其他幾瓶，那麼你的感受必定是快樂。

人生是一次旅程，有上坡也有下坡。不必在乎自己的終點是坡頂還是谷底，只在乎沿路的風景美麗而富有生機！

3. 從福祿壽、福樂壽到壽福樂

從年輕到年老，健康、幸福、快樂三要素對於人生的意義，在認識上有步步高升的三個台階。

① 福祿壽（傳統的認識）

祿指當官，高地位、高學歷、高收入，追逐名利，看重功祿。

② 福樂壽（提升的認識）

以樂代祿，拋開名利，把幸福、快樂和健康當作人生追求的目標。

③ 壽福樂（更進一步的認識）

健康是幸福、快樂的基礎和前提，理應重視健康，把健康放在第一位，同時要追求幸福和快樂，把三者合為一體。

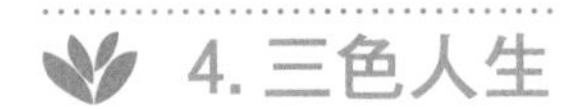

4. 三色人生

三原色是指紅、綠、藍三色，按一定比例混合可以呈現五彩七色。放置健康在人生的大畫板上，配以幸福和快樂，用三原色調彩，這樣的人生繽紛，五光十色，這樣的健康才是我們應當追求和稱道的真健康。

常說，幾十年如一日，活著就好。人生如果為了生存，只是行走在生死兩點顯示的生命長短線上，顯得多麼平淡、單調、乏味？何不做一次根本性變動，把生和死兩點，改成為人體、生活和心境三個點。三點一面，人生空間的長寬縱橫增加很多，不過還是一個平面。

進而把人體、生活和心境融為一體，平面成為立體，人生得以昇華。綻放出來健康、幸福和快樂這三條人生主軸，三個方向互滲互動互促，合成正能量，構成了偌大無邊的三維空間。

從兩點一線（為了生存）至三點一面（重視身體、重視生活和重視心境），一直到三維空間（追求健康、追求幸福和追求快樂），我們對於真健康的認識步步深入，必定導致我們人生的美好時時綻放。

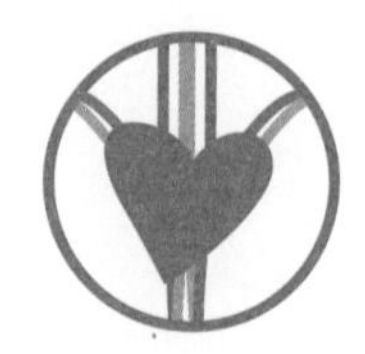

讀後提要

- 生命是身、心、靈三部分組成的共同體。
- 登高望遠，要從生命健康的高度來認識真健康。
- 靈（靈性）與心（情緒）不一樣，是生命的不同組成。
- 靈是生命中無法回避的必然組成，是一种自我意識、人的生命本性，也是大腦司令部的總指揮。
- 靈開拓了一個觀察健康本源的極佳視角，更開啟了一個經營真健康的重要窗口——靈性健康。
- 真健康不單指身體健康，還包括心理健康和靈性健康。
- 把真健康融和於自然、社會以及家庭。
- 中華傳統文化通過中醫學、儒學、禪學、命理學等多個視角，以天地人之間的交融，探索人體、健康和生命的真相。
- 真健康是包含健康、幸福、快樂在內的全部人生的價值和光彩。

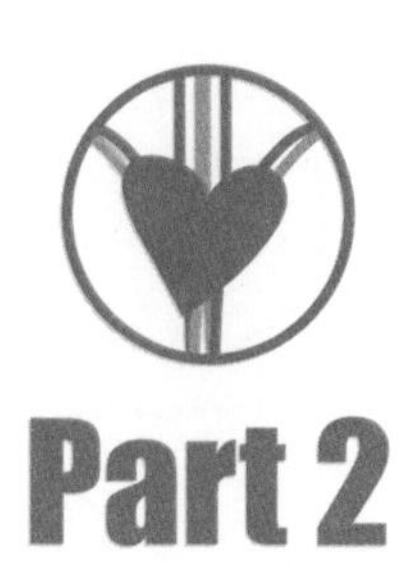

Part 2

真健康的依託：人體真奇妙

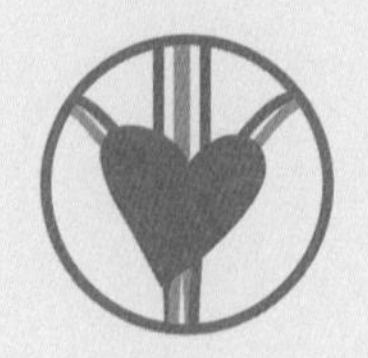

主要內容

生命和健康的物質基礎是身體及組成身體的那些細胞、組織、器官和系統。去人體大觀園走馬看花，真是奇妙——井井有條，精雕細琢，繁中有序。

一個分工明確又相互合作的親密家庭，一個管理精良又高效高能的現代工廠。身體是老天的傑作，真正的健康就出於此。構造嚴密的人體是真健康的真實依託。

瞭解自己身軀是健商和醫商的地基，涉及好多門枯燥、難懂的醫學課程：生物學、解剖學、組織胚胎學、細胞學、生理學、病理學、遺傳學、免疫學等。把身體各系統和器官，用行政管理機構的形式作一些有趣的串連，按功能和作用做簡要介紹，以便形象化地一覽自己的身體。讓讀者走入人體迪士尼樂園，而不是醫學院示教室。

你將知道：基因密碼怎樣精確延續人類？大腦兩個司令部怎樣合作管理又互爭風騷？神經陰陽二系怎樣自說自話發號施令？生命探頭怎樣發現並傳送情報？人體加工廠怎樣有條不紊地提供能量？體內高鐵系統和紅色列車怎樣不分晝夜輸送給養？生理天平怎樣保持平衡還環環相扣？體內警衛軍怎樣召之即來並克敵平亂？

2-01 人體密碼生兒育女——檔案庫：基因、血緣、生殖

☆ 40 萬億細胞小兵組合成集團軍，DNA 鹼基對隱藏密碼，生男生女染色體巧妙融合，親子鑒定評估意義重大，同性戀基因揭秘，兩性各有精密的生殖流水線……。從孕育生命那神聖一刻，到人類如何代代相傳，這個人體檔案庫的運作精細、準確，令我們歎為觀止！去人體密碼的檔案庫及其附屬生殖工廠走一走，從微小的基因到呱呱落地的大胖小子的進程中，初探玄妙奇特的生命之謎。

1. 細胞——身體裏的小兵

人體這個由各軍種各兵種組成的浩浩蕩蕩大部隊中，細胞（cell）是那些形形色色的小兵，多達 40 ～ 60 萬億個。細胞構成了人體的基本結構和功能單位。

① 大小

一般很小，最小的血小板直徑只有 2 微米，成熟的卵細胞直徑在 200 微米左右。骨骼肌細胞長度可超過 4 厘米。有的神經細胞（也稱神經元）的軸突長達 1 米以上，可謂體內最大的細胞了。

② 形狀

差別懸殊，如肌肉細胞是細長條狀的，如口腔、食管內壁覆蓋的上皮細胞呈扁平狀，神經細胞的形狀有球形、錐體形、梨形、梭形、星形、顆粒狀等好多種。

③ 組成

人體細胞由細胞膜、細胞質、細胞核組成。

④ 活動

細胞是個有一定邊界的小天地，內部進行著恆定的化學活動和能量運轉。主要有三類活動：

1）生長：使得細胞逐漸變大；

2）分裂：使得細胞數量增多；

3）分化：可以成為不同功能的細胞群（組織）。

⑤ 壽命

血液中白細胞有時只能活幾小時，腸黏膜細胞的壽命 3 天，肝細胞壽命 5 月，心肌細胞的壽命 20 年，而腦裏神經細胞的壽命同人體壽命幾乎相等。

2. 組織、器官和系統——兵種、合成部隊、集團軍

一群結構相似，發育來源相同的細胞，共同完成一定的生物功能，這個細胞群構成了組織（tissue）。如內皮組織、肌肉組織、結締組織、神經組織等。好比各個兵種，如機械兵、通訊兵、後勤兵等。

由幾種不同的組織形成具有一定功能的器官（organ）。如內皮組織、心肌組織、結締組織、神經組織等構成了心臟。好比師、旅等合成部隊。

一些器官有序地連接，共同合作完成一項或幾項生理活動，就構成了系統（system）。如靜脈、動脈、毛細血管、心臟等組成了循環系統。如食道、胃、小腸、大腸、肛門等組成了消化系統。好比一個目標一致、能力綜合的集團軍。

一般説人體八大系統。我們把免疫系統也計入，以示重視。這樣，人體被分為九大系統：神經系統、呼吸系統、消化系統、血液循環系統、泌尿系統、內分泌系統、生殖系統、運動系統和免疫系統。從細胞到組織、器官、系統，人體正是細胞有效集結的微妙結構和特定功能的最高體現。

3. 染色質、染色體——生殖工廠

細胞裏有一個近似球形的細胞核，通常位於細胞的中央。多數細胞只有一個細胞核。有些細胞沒有細胞核，如人體內成熟紅細胞等。有些細胞含有兩個或多個細胞核，如肌細胞、肝細胞等。

細胞核中有一種物質，易被鹼性染料染成深色，叫做染色質（chromatin）。染色質主要由蛋白質和 DNA 組成，遺傳物質就在染色質

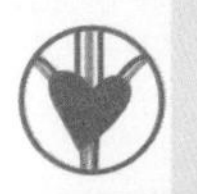

上。當細胞進行有絲分裂時，染色質在分裂間期螺旋纏繞，叫做染色體（chromosome）。

細胞的繁殖是通過細胞的分裂來實現的。體細胞有 23 對，共 46 條染色體。體細胞的繁殖通過有絲分裂完成：每一個母細胞分裂成兩個基本相同的子細胞，子細胞染色體數目、形狀、大小和所含的遺傳信息與母細胞基本相同，因而從母細胞獲得大致相同的遺傳信息。

有性繁殖時，精子（sperm）或卵細胞（egg cell）作為生殖細胞，其染色體數目只有體細胞的一半：23 條。卵子受精，合二為一，受精卵成為合子，它的染色體一條來自精子，一條來自卵細胞，23 條對 23 條，合為 23 對。於是，發育成的新個體同時獲得了母親和父親的相似性狀，這個從親代傳遞給子代的過程稱為遺傳（heredity）。

4. 決定生男生女——爹地？媽咪？

性別（gender）取決於什麼？不同動物有很大不同。如烏龜卵在 20 ～ 27℃條件下孵出的為雄性；如在 30 ～ 35℃時孵出的為雌性。如蜜蜂在幼蟲期以蜂王漿為食，會發育成體大的蜂王，有繁殖能力；如幼蟲期僅食 2 ～ 3 天蜂王漿，則發育成體小的工蜂，沒有繁殖能力。

人和全部哺乳動物都屬於 XY 型性別決定。在 23 對染色體中有一對與性別決定有關，稱為性染色體，其他 22 對染色體統稱常染色體。女性一對性染色體是同型的，為 XX；男性那對性染色體是異型的，為 XY。

精子或卵細胞中染色體數目只有體細胞中的一半，也就是說，卵細胞只含 X 染色體，精子卻有含 X 染色體或含 Y 染色體兩種，並且這兩種精子各佔 50%。受精後，受精卵中雙方性染色體的組合形成兩種類型：如是 XX，將來發育為女性個體；如是 XY，將來發育為男性個體。由此可以認為：

1）精、卵細胞的融合是隨機的，生男還是生女總體來說也是隨機的；

2）因為父親精子的性染色體有 X 或 Y 兩個可能，而母親只有 X 一種可能，所以生男還是生女的結果，實際上來自父親；

3）XY 和 YY 兩種受精卵的比例為 1：1，宏觀來說，生男還是生女的總體數量應當相同。

5. 性反轉和同性戀——見怪不怪

在一定條件下，動物的雌雄個體可轉化，發生性反轉（sex reversal）。例如，從胚胎到性成熟，所有黃鱔的性腺是卵巢，只產卵子。產卵後它的卵巢慢慢轉化為精巢，只產生精子。所以，每條黃鱔一生中都要經過先雌後雄兩個階段。雞也有「牝雞司晨」性反轉的現象。

資料記載近 500 種動物與生俱來有同性戀（homosexuality）行為，例如綿羊。科學研究發現，雙胞胎中一人若是同性戀，另一人是同性戀的可能性比常人要大。這説明基因在人們是否會愛上同性之人這個問題上起到一定作用。

有研究人員統計，每 500 名女性中，就有一人是男性核型，但外貌和外生殖器又表現出女性，稱為性反轉女人。與此相反，也有為數不多的性反轉男人。2014 年美國多所大學聯合進行大規模研究，進一步證明在染色體 Xq28 和染色體 8 的某個區段內的某基因與男同性戀性傾向之間存在明顯的關聯。

不過性行為不一定表明其性取向。有些異性戀者享受與異性做愛，但也能與同性做愛，他們只是追求這種刺激感。而有些人與異性結婚，甚至生兒育女，也不代表他們是異性戀，無論男女同性戀者都有可能因為各種因素而與異性結婚。

科學家正在揭開不同性傾向的迷團，最終可能與基因本身有關，但不能否定環境因素的影響。

2012 年世界衛生組織駐美洲的辦事處聲明，「同性戀性傾向是人類性向的一種正常類別」，「同性戀本身並不是一種疾病或不正常，並且無需要接受治療」。但同時又指出，「改變個人性傾向的方法，不單沒有科學證據支持其效果，而且沒有醫學意義，並會對身體及精神健康甚至生命造成嚴重的威脅」。

也就是説，同性戀不是病，是人體正常的性向，不必大驚小怪。但是，不支持以手術、藥物等醫學手段導致變性，這樣做損害健康。西方一些國家同性戀婚姻已合法化。不過宗教界仍持反對意見。

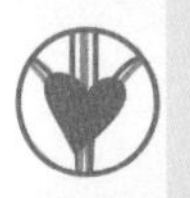

6. 基因和 DNA——生命之謎

1909 年丹麥遺傳學家詹森提出基因（gene）的概念，百年來研究發現：基因是控制生物性狀的基本功能單位。基因有兩個特點：一是能忠實地複製自己，完成遺傳，得以保持生物的基本特徵；二是能夠突變和變異。可謂利弊兼而有之：如果發生有害缺陷或突變，產生疾病；如果在正常的條件下正常變異，可能導致進化。

1953 年美國科學家沃森、克里克和威爾金斯共同發現了 DNA 雙螺旋結構，從而開啟了分子生物學時代。三人因此成為諾貝爾生理學／醫學獎得主。

① DNA 是一種有機物大分子

又叫去氧核糖核酸，是一種長鏈聚合物，組成單位為四種去氧核苷酸。

② 去氧核糖與磷酸分子借由酯鍵相連

組成其長鏈骨架，排列在外側，四種鹼基排列在內側。每個糖分子都與四種鹼基裏的其中一種相連。

③ DNA 形成雙螺旋結構

DNA 分子兩條長鏈內側，通過氫鍵形成鹼基對，使得兩條去氧核苷酸長鏈穩固地並聯起來，形成雙螺旋結構。

④ 四種鹼基

沿著 DNA 長鏈排列的鹼基分別為腺嘌呤（A）、胸腺嘧啶（T）、胞嘧啶（C）和鳥嘌呤（G）。

半個世紀以來，生命之謎開始一個個被打開。其中核心問題是染色體、DNA、基因的關係，以及它們在細胞繁殖和生殖遺傳中的作用。

1）基因是 DNA 上有遺傳效應的片段，一個 DNA 分子上有許許多多基因，DNA 有些片段不是基因。

2）DNA 分子中的鹼基對的排列順序千變萬化，所以可以儲存大量的遺傳信息。

3）染色體是 DNA 的載體。

4）在進行生命活動時，DNA 遺傳信息轉錄給 RNA，翻譯成多肽鏈的組合，即指導蛋白質和酶的合成，以此控制體內的生化和代謝過程。

5）在細胞繁殖，染色體複製時，DNA 也隨之複製為兩份，平均分配到兩個子細胞中，從而保證了後代遺傳特性的穩定。

7. 血緣關係——親子鑒定

血緣（consanguinity）關係本質上是一種遺傳關係。判斷血緣的遠近根據帶有相同遺傳基因的比例：

1）與一級親屬（父、母、兄、弟、姐、妹）之間，二分之一基因相同；

2）與二級親屬（叔、伯、姑、舅、姨、祖父母、外祖父母）之間，四分之一基因相同；

3）與三級親屬（表兄弟姐妹和堂兄弟姐妹）之間，基因相同為八分之一。

在法律和醫學上判斷父母與子女之間是否是親生的血緣關係，可以使用親子鑒定（paternity testing）的方法。

① 鑒定樣本

人的血液、毛髮、唾液、口腔細胞、精液等，甚至小孩未出世之前的羊水或遺體的樣本等都可用來親子鑒定，十分方便。

② 鑒定人

父親、母親、孩子三人都參加的三聯體鑒定有最高的精確率，可達 99.9999% 或更高。這樣可以完全搞清，當初醫院是不是抱錯，出生時是不是弄錯等情況。

父子或母子二人 DNA 親子鑒定，也完全能達到要求。

③ 鑒定原理

目前用的是 DNA 分型鑒定。一個人有 23 對（46 條）染色體，同一對染色體同一位置上的一對基因稱為等位基因，一個來自父親，一個來自母親。如果檢測孩子某個 DNA 位點的等位基因，一個與母親相同，那麼另一個就應當與父親相同，否則就存在疑問。

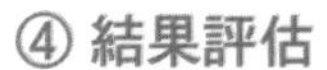

④ 結果評估

一般做 20 個以上 DNA 位點作檢測：

1）如果全部一樣，就可以確定親子關係；

2）如果有 3 個以上的位點不同，則可 100% 排除親子關係；

3）有一、二個位點不同，則應考慮基因突變的可能，加做另外一些位點的檢測，進一步辨別。

⑤ 法律證據

DNA 親子鑒定否定親子關係的準確率幾近 100%，肯定親子關係的準確率可達到 99.97%。在我國法律上 99.9% 以上機率可以證明是生父，在美國大部分法庭接受 90% 以上機率作為生父的證據。

8. 男性生殖系統

檔案室蘊藏遺傳密碼，生殖系統（reproductive system）才是它製造後代的附屬工廠，在檔案室密碼的指導下，實實在在地製作我們的子女。生殖工廠由男性和女性兩個分廠相輔相成。先說男性生殖系統。

① 睪丸（testis）

在陰囊（scrotum）內，左右各一。陰囊離開腹腔，因而低於體溫，有利於精子發育和生存。睪丸發育成熟後分泌男性激素，生成的精子從多條輸出管進入附睪。

② 附睪

緊貼睪丸的上後方，貯存精子，並使之發育成熟，具有活力。

③ 附屬腺

前列腺（prostate）等附屬腺生產的分泌物組成精液的一部分。

④ 輸精管

可以把精液運送到尿道。

⑤ 外生殖器

即陰莖（penis），為性交器官，尿道在其中經過。

9. 女性生殖系統

① 卵巢（ovarian）

為一對扁橢圓形的性腺，產生和排出卵細胞，合成及分泌的性激素主要有雌激素（雌二醇及雌酮）、孕激素和少量雄激素。

② 子宮（uterus）

以肌肉壁為主的腔狀器官，內覆子宮內膜。青春期後受性激素影響發生週期性改變並產生月經。在妊娠時孕育胎兒。

③ 陰道（vaginal）

月經（menstruation）血排出以及胎兒娩出的通道，也是性交器官。

④ 輸卵管（oviduct）

由卵巢向子宮腔運送受精卵的管道。

⑤ 外生殖器

大小陰唇、陰蒂等組成，是接受性刺激的感受器。

10. 射精

性交時的性興奮通過大腦—脊髓反射，由男女雙方生殖系統完成一系列協調動作，最終陰莖向陰道內射精（ejaculation）。每毫升精液中的精子數正常應該多於 6000 萬，而且有活動能力的精子應達 60% 以上。精子在女性陰道內可以生存 1 ～ 3 天。射精過程如下：

1）男性性興奮時，陰莖海綿體大量貯血，壓力增高，堅硬勃起，變粗變長；

2）陰囊壁緊縮，連同其中的睾丸上升，貼近身體；

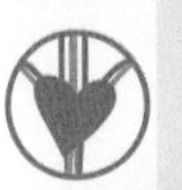

3）陰莖由淺入深插入陰道，與陰道緊密接觸、摩擦，陰莖進一步充血脹大，睾丸脹大，尿道口少量黏液溢出；

4）多數男性 5 ～ 10 分鐘內達到性高潮，出現射精反射，間歇性噴出，大約噴射 4 ～ 5 次，精液量 1.5 ～ 6 毫升不等；

5）射精結束後，身體開始復原，陰莖急劇縮小，陰囊也恢復到正常狀態。

11. 受孕與妊娠——孕育生命的神聖一刻

正常女性每個月經週期（約一月），女性排卵時間在下次月經來潮前 14 天左右。只能排出一個健康成熟的卵子，而且只能生存 1 天左右。所以在排卵前後幾天內性交才有可能受孕。這一刻來之不易。

受孕那件事不容易，不確定，孕育生命那一刻無比奇妙，無比神聖：

1）每個月只有短短 1 ～ 2 天機會，精卵才有可能相遇；

2）種種原因可能使得這樣的相遇無法實現；

3）許多因素可以使他們相遇而不相會，相會而不相合；

4）上億精子向一個卵子爭相求愛，即便成功也是億中挑一。

在輸卵管壺腹部卵子受精後，受精卵經輸卵管向子宮方向移動，3 ～ 4 天后到達子宮腔，6 ～ 8 天埋藏於子宮內膜，妊娠的過程從此開始。

受精卵在子宮裏從胚胎發育為為胎兒。胎兒通過胎盤與母體進行物質交換，臍帶是連接胎兒和胎盤的管道。妊娠的漫長過程 280 天，或 40 周，28 天為一個妊娠月，因此稱之十月懷胎。

2-02 兩雄爭鋒陰陽協調——司令部：大腦左右半球、神經

☆ 神經系統是全身的指揮體系，分中樞（腦和脊髓）及外周（運動和內臟神經）兩部分。中樞神經系統有兩個神秘的司令部——大腦左半球和大腦右半球，不過它們的總司令只有一個：住在大腦新皮質區前額葉的靈。內臟神經系統有兩套自行其是的指揮系統——交感神經和副交感神經。它們的兩套系統在人體生命活動的大舞台上，相互爭鋒又合作協調，上演重要而有趣的連台本戲。

1. 指揮體系的基本組成

神經系統（nervous system）主導對於體內一系列生理功能活動的調節。中樞神經系統和周圍神經系統組成了遍佈全身的指揮體系。

① 中樞神經系統

由腦（brain）和脊髓（spinal cord）組成。腦由大腦、腦橋（包括小腦）、中腦、間腦和延髓五部分組成。除大腦和小腦外，腦的其他部分統稱為腦幹。

中樞神經系統的司令部是當仁不讓的大腦。其奧妙的結構、驚人的功能和神秘的進化，讓我們歎為觀之。令人關注的是，每個人頭腦中有兩個神秘的司令部：大腦左半球和大腦右半球。如果兩腦各成系統，人體和生命怎麼在人生大舞台上演出美妙的連台本戲？兩個司令部會不會失和、失衡，甚至爭權奪利，相互爭鋒？下面慢慢説來。

② 周圍神經系統

周圍神經系統由 12 對腦神經和 31 對脊神經組成，外周神經分佈於全身和器官。這個指揮體系通過傳入神經（感覺神經）傳輸感覺資訊，通過傳出神經（運動神經）傳達調節指令，把司令部（中樞神經系統）與全身相連，以保證人體的完整統一及其對環境的適應。

周圍神經中一類為軀體神經，主要分佈於皮膚和運動系統（骨、骨連結和骨骼肌），管理皮膚的感覺和運動器的感覺及運動；

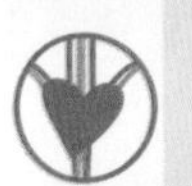

另外一類為內臟神經，主要分佈於內臟、心血管和腺體，管理它們的感覺和運動。同樣都含有感覺（傳入）神經和運動（傳出）神經。

③ 交感—副交感神經系統

內臟神經叫作植物性神經系統（vegetative nervous system）或稱作自律神經（autonomic nervous）。主要分佈於內臟、心血管和腺體。心跳、呼吸和消化等重要的活動都受它的調節。與軀體神經不同，植物性神經自動調節各器官，而不受個人意志控制，無需大腦施令，所以被稱為「植物性」或者「自律」。

它自成系統，獨力司責，既維繫內臟各器官、心血管和各腺體的生理功能，又協調身體各器官之間的平衡。在神經系統裏雖然沒有腦「高級」，也不屬「中樞」，其能力和功效舉足輕重，無可替代。

它自行其事，獨立指揮，其實意義重大：隔斷大腦、意志、情緒的影響和少受內外環境變化的干擾，保證全身重要器官在漫長的週期中運作，能夠相對平穩，基本正常。但是它並非獨斷獨行，還是與腦有一定的聯繫，也會接受大腦的皮質和間腦的下視丘的協調。

植物神經主要分佈於內臟、心血管和腺體。重要的心跳、呼吸和消化活動都受它的調節。植物性神經又可分為交感神經系統（sympathetic nervous system）和副交感神經系統（parasympathetic nervous system）。兩者之間相互拮抗又相互協調，組成一個配合默契的有機整體，使內臟活動能適應內外環境的需要。有關它們的功能和作用將待後再作介紹。

2. 大腦奧妙的結構

① 皮質髓質

大腦由對稱的左右兩半球組成，底部由胼胝體相連。大腦兩半球主要包括大腦皮質、大腦髓質和基底核三個部分：皮質在表面，由神經元的胞體構成；其深部是髓質，由神經纖維形成；髓質中又有灰質團塊即基底核，紋狀體是其中的主要部分。

② 邊緣系統

是腦基底部一個相互聯繫的複合體，包括扣帶回、眶回、胼胝體下回、梨狀區、海馬回、杏仁核、隔區、下丘腦、乳頭體等大腦部分和神經核團。下丘腦是邊緣系統的一個中心成分。

③ 皮質表面

半球表面凹凸不平，佈滿溝和裂，溝裂之間的隆起稱為腦回。這些溝裂將每一側大腦半球分為五個葉：額葉、頂葉、顳葉、枕葉及腦島。大腦皮質層厚 2 ～ 3 毫米，總面積約 2200 平方厘米。皮質表淺層充滿神經細胞（又稱神經元），這是人類獨有的。

④ 血液供應

供應大腦血液的血管有兩對：

1）左、右頸內動脈組成頸內動脈系統，供應大腦半球所需血流量 70%，有幾個分支；

2）左、右椎動脈組成椎—基底動脈系統，供應腦部血流量的 30%。

腦底動脈環通路把上述腦內兩大供血系統緊密連接，如同環形立交橋，有效整合了腦部血液供給，調節全腦血壓穩定。

⑤ 大腦表膜

大腦四周包裹一層薄膜，含有靜脈和動脈，還充滿感覺神經。但大腦本身卻沒有感覺，即便切開大腦，人也不感到痛。

3. 大腦驚人的功能

① 智能器官

人腦是人體中最微妙而驚人的的智慧器官，控制運動、產生感覺及實現思維等高級智慧功能。

② 交叉倒置管理

脊髓的運作受腦控制。腦和脊髓通過感覺和運動神經支配軀體和四肢活動。腦對人體的管理是一種交叉倒置的關係：

1）左半大腦支配右半身的運動和感覺，右半大腦反之；

2）大腦的上部管理人體下半身，而下半個大腦又正好相反。

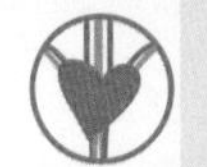

③ 三大功能

1）腦核部分又稱為生命中樞，掌管呼吸、心跳、覺醒、運動、睡眠、平衡、早期感覺系統等。

2）而邊緣系統是負責行動、情緒、記憶處理等功能，另外還負責體溫、血壓、血糖、以及其它居家活動等。

3）大腦皮質則負責人腦較高級的認知和情緒功能。

④ 網路連接

大腦由 100 多億個神經細胞組成。每個神經細胞的周圍有 1000 ～ 10000 個突觸伸展出去，和相鄰的神經細胞的突觸相交連接，十分驚人地形成大量迷宮般的網路連接，是神經資訊傳遞的關鍵結構。神經細胞體中的細胞核是儲存、傳遞和表達遺傳信息的關鍵結構。

⑤ 存貯能力

大腦能夠儲存的信息量、存貯能力幾乎可與上萬台電腦的存貯容量相媲美！

⑥ 輪班工作

大腦每一次活動有 10% 左右神經細胞參與，不過各次活動參與的神經細胞並不相同，輪班工作。所以不能誤解為：大腦只有 10% 的神經細胞在工作。

⑦ 傳遞速度

大腦神經細胞的神經衝動傳遞速度超過 400 公里 / 小時，相當於 777 飛機速度的一半。

⑧ 腦電波

大腦工作、學習、記憶時產生自己的腦電波，電子掃描器可以檢測到。大腦至少有四個不同的腦電波：α（阿爾法）波；β（貝塔）波；θ（西塔）波；δ（德爾塔）波。

⑨ **氧能供給**

大腦沒有能源儲存，但每分鐘需 50 ～ 60 毫升氧，以及 75 ～ 100 毫克葡萄糖能量供給，因此只能依賴血液不停頓地供應。大腦重約 1400 克，只佔人體體重 2%，但耗氧量達全身耗氧量 25%，血流量佔心臟輸出血量 15%，24 小時流經大腦的血液多達 2000 升。

如腦的動脈血流中斷 10 ～ 30 秒鐘，神經細胞會受到損害，但可恢復。

若血流中斷 3 ～ 5 分鐘，神經細胞受到嚴重損害，較難恢復。

如果持續中斷 30 分鐘，神經細胞就會發生嚴重破壞，功能就永久性喪失。

4. 大腦神秘的進化

一個名叫保羅・麥克林的科學先驅在 1952 年，用進化的視角形象地把人類大腦一分為三。

① **爬蟲類腦：腦幹**

控制人體最基本的功能和原始、重複性行為，如新陳代謝、呼吸、心跳等。

② **哺乳動物類腦：邊緣系統（包括杏仁核、海馬回、下視丘等）**

大腦原始的部分，表達真實的情感和情緒（恐懼、悲哀、愛、快樂等）。

③ **人類大腦：新皮質**

人與動物大腦最大的區別就是在於新皮質。靈長類動物也有新皮質，但面積很小而且比較平滑。人類的新皮質面積大而且有很多溝回。人類進化過程中，大腦進化是最重要的的一個環節。

人類的大腦是在長期進化中發展起來的思維和意識的器官，是人類腦的最大部分，令人類從動物群體中脫穎而出。因為這個進步，人類取得了輝煌的成就，創建了各種文明以及複雜的社會行為。

5. 左、右大腦有分工

美國心理生物學家斯佩里證實了大腦的「左右腦分工理論」，而榮獲1981 年諾貝爾生理和醫學獎。正常人的大腦有兩個半球，由胼胝體連接溝通，構成一個完整的統一體。大腦作為一個整體來工作，來自外界的資訊，經胼胝體傳遞，左、右兩個半球的資訊可在瞬間進行交流。

左、右大腦各成系統，各司其責。

1）左腦具有語言、文字、符號、數學、理解、記憶、邏輯、推理、分析等功能，思維方式具有連續性、延續性和分析性。左腦主要從事邏輯思維，可以稱為語言腦、學術腦、意識腦。右腦具有圖像、色彩、音樂、空間形象記憶、想像、靈感、頓悟等功能，思維方式具有無序性、跳躍性、直覺性等。右腦主要從事形象思維，可以稱為潛意識腦、藝術腦、創造腦。

2）左腦理性；右腦感性。

3）左腦對資訊以文字化、有意識地進行記憶，它的記憶容量有限度的，容易遺忘；右腦則對資訊以圖形化，無意識地進行記憶，它的記憶容量沒有限度，不易忘記，必要時可以再現。

4）左腦是人的本生腦，記載著人出生以來的知識，管理的是近期的和即時的資訊；右腦則是人的祖先腦，儲存從古至今人類進化過程中遺傳因素的全部資訊，很多本人沒有經歷的事情，一接觸就能熟練掌握。

6. 大腦半球的一側優勢

半球不對稱是人大腦的一個主要特點，有時其中一側佔主導地位。女性兩個大腦半球的差別相對較小。一般來説，東方人的思維方式與人右腦的思維方式接近，而西方人的思維方式與人左腦的思維方式接近。不過，大多數人還是以左腦為中心來生活的。

美國心理學家奧斯丁的研究發現：如果把右腦調動起來與左腦合作，會使大腦的總效應增加 5 倍甚至 10 倍。在現實的學校和家庭教育中，追求以知識、內容、分析為主，似乎偏重於培養左腦能力。近年來有些教育界人士提出：目前教育偏重左腦訓練，存在著左、右腦失衡的現狀，提出左、右腦發展均衡。

人的大腦蘊藏著極大的潛能，深入挖掘左、右兩半球的智慧區非常重要。右腦是潛能激發區和創造力爆發區，不但有神奇的記憶能力又有高速資訊處理能力。右腦是低耗高效工作區，不需要很多能量就可以高速計算複雜的數學題，高品質記憶。人的大量情緒行為也與右腦有關。

7. 兩個司令部還是兩個辦公室？

局部和分隔的研究是從一個片面分別看到兩半球的功能和價值，不過人畢竟是一個經過漫長進化的整體，人的高級基於大腦的高度發達和高度協調。左、右大腦是互補互助的平衡體和統一體。兩腦各成系統，各司其責，各盡其能，卻又默契配合，成為生存和智慧的根本保證。人的每種活動都是兩半球緊密合作，高度協調，進行資訊交換和綜合統一的結果。兩半球應當是大腦這個最高司令部中兩個有分工有合作的辦公室。

人體的千變萬化，人奇妙個性的千姿百態，由此帶來的健康的多樣性和多變性……，都得益於大腦兩半球的分工和合作。開發大腦，進而開發人工智能，有待人類長期努力和探索。

2-03 中情局還是聯調局——情報網：感覺

☆ 感覺系統（sensory system）其實也是神經系統一部分，是感受和處理來自體外、體內各種資訊的情報網絡。它包括感受器（好比探頭）、神經通路（好比電路管道）以及大腦（好比電腦）。由外、內兩個系統組成。對外感覺系統通常有五感：視覺、聽位覺、嗅覺、味覺和體覺，分別由眼、耳、鼻、口舌和皮膚作為感受資訊的探頭。

1. 中央情報局——處理外界情報

感覺系統重點處理體外情報，好像中央情報局。有視覺、聽覺、位覺、嗅覺、味覺以及體感等相關的情報分部，把感受器從外界傳來的資訊進行分析、綜合和加工，產生感覺、記憶，或作出反應。如果需要，再經運動神經傳出指令，引起了肌肉的活動：

急迫的，即刻反應；

不急迫的，留存記憶，慢慢再説；

重要的，留待深入思考，分析比較；

無關緊要的，予以丟棄……。

感覺系統是外界物質世界與人體內心之間交流資訊並作出反應的主要管道。

2. 聯邦調查局——處理內部情報

除了外感受器外，人體還有內感受器，分佈在各內臟和血管等處，接受來自這些器官的物理或化學刺激，如壓力、滲透壓、溫度、離子和化合物濃度等刺激。雖然人的意識並不知曉，但是通過大腦和周圍神經系統的處理，能做出及時的協調和平衡。這是人體掌握自己內環境的現狀，並作出相應反應和處理的重要方式。相當於管理內部情報的聯邦調查局。

下面介紹幾個外感受器所在的重要器官的結構和功能。它們所在的部位眼、耳、鼻、口、皮膚都是人體同外界的交通要道和進出「口岸」，也是捍衛生命安全的重要門戶。在這些地方設崗佈哨，留下眼線，實屬必要。

3. 視覺——眼

眼（eye）是人體視覺器官，為最重要的感覺器官之一。

① 眼球壁

眼球由上下眼瞼（俗稱眼皮）保護，位於眼眶內，從前向後分三層。

1）外層：由角膜（眼球前部的透明部分）和鞏膜（眼白）組成。

2）中層：包括虹膜、睫狀體和脈絡膜三部分。虹膜中央有一小圓孔，稱瞳孔。不同種族人的眼睛顏色不同取決於虹膜：虹膜內黑色素多，眼睛為褐色；黑色素少，眼睛就呈藍色。

3）內層：是透明的視網膜，是視覺形成的神經資訊傳遞的第一站。黃斑區是視網膜上視覺最敏鋭的特殊區域。

② 眼內腔

眼內容物包括房水、晶狀體和玻璃體。三者均透明，與角膜一起都為屈光介質。晶狀體是富有彈性的透明體，如雙凸透鏡。其後是玻璃體，為透明的膠質體，主要成分是水。

③ 視神經

中樞神經系統一個部分。視網膜所得到的視覺資訊，經視神經傳送到大腦。

④ 眼輔助器

包括睫毛、眼瞼、結膜、淚器、眼球外肌等。

眼睛結構與相機十分相似，視覺產生也如同照相，有下列四步：

第一步，眼瞼如鏡頭的快門，虹膜如調節光量的光圈；眼瞼開啟，讓波長為370～740納米的可見光（約有150種顏色）通過角膜和瞳孔進入眼球；

第二步，經過折光系統（角膜，房水，晶狀體和玻璃體），其中晶狀體好像相機的鏡頭，通過改變厚薄而調節焦距；

第三步，視網膜（有感光細胞）如膠捲，在視網膜上成像；

第四步，經視神經傳入到大腦視覺中樞，形成視覺。

 4. 聽覺和位覺——耳

耳（ear）內有聽覺和位覺感受器

① 外耳

包括耳廓和外耳道兩部分。

② 中耳

1）鼓膜：為半透明薄膜，凹面向外，外耳道與中耳以它為界。經過外耳道傳來的聲波，能引起鼓膜的振動。

2）鼓室：位於鼓膜和內耳間，是個含氣小腔，鼓室內有三塊聽小骨，它們組成聽骨鏈。鼓膜的振動通過聽骨鏈傳到內耳，引起淋巴的振動。

③ 內耳

有前庭、半規管和耳蝸三部分，彎彎曲曲，又叫迷路，裏面充滿了淋巴。

1）位覺感受器在前庭和半規管：前庭感受頭部位置的變化以及直線運動時速度的變化；半規管能感受頭部的旋轉變速運動。失平衡的刺激通過前庭神經反映到中樞以後，就導致一系列反射以維持身體的平衡。

2）聽覺感受器在耳蝸。

聽覺產生的簡單過程有下列四步：

第一步，耳廓收集每秒振動 16 次到 20,000 次的聲波，從外耳道傳到鼓膜；

第二步，引起鼓膜的振動，其振動的頻率和聲波振動一致，聲音較響鼓膜振動幅度也較大；

第三步，振動傳導到聽小骨以後，起到了擴音作用，並引起耳蝸內淋巴的振動，刺激內耳的聽覺感受器；

第四步，聽覺感受器興奮後所產生的神經衝動沿耳蝸神經傳到大腦皮層的聽覺中樞，產生聽覺。

5. 嗅覺——鼻

鼻（nose）為呼吸道的開始部分，也是嗅覺感受器的所在處。

① 外鼻

骨和軟骨成為支架，外層覆軟組織。以鼻樑骨根部為頂點，兩口角的連線為底邊的一個等腰三角形區域，稱之為危險三角。這裏淺靜脈豐富，但是它們的瓣膜發育不良，少而薄弱，同時封閉不全，靜脈血液可能轉而逆行。而且這個地方有不少血管直通大腦。所以一旦損傷或感染，可以把細菌及其毒素傳到腦部，危及生命。

② 鼻腔

鼻腔由鼻中隔分為左、右兩腔，前方經鼻孔通外界，後方經鼻後孔通咽腔。鼻腔黏膜在上鼻甲以上及相對應的鼻中隔部分，內含嗅細胞，能感受氣味刺激。其餘部分黏膜內含豐富的毛細血管和黏液腺，能淨化空氣並提高吸入空氣的溫度和濕度。

③ 鼻旁竇

鼻腔周圍，顱骨與面骨內有四個含氣的空腔，稱鼻旁竇。左右成對，分別為上頜竇、篩竇、額竇和蝶竇。它們對發音有共鳴作用，也可協助調節吸入空氣的溫度和濕度。

嗅覺產生的簡單過程有三步：

第一步，揮發性物質隨著通暢的氣體進入鼻腔；

第二步，上鼻道黏膜表面帶有纖毛，可同有氣味的物質相接觸，氣味刺激黏膜內的嗅細胞；

第三步，產生神經衝動，沿嗅神經傳入大腦皮層額葉區而引起嗅覺。

6. 味覺——口舌

口腔（oral cavity）是消化道的開始部分。前由嘴與外界相通，後經咽峽與咽相接。口腔內有牙和舌等。

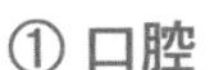

① 口腔

前壁為上、下唇，側壁為頰，上壁為齶，下壁為口底。

② 舌（tongue）

位於口腔底，是肌性器官。舌體上背部的黏膜遍佈乳頭，舌乳頭上有長著像花蕾一樣的東西，稱為味蕾，這是味覺感受器。裏面有細長的味覺細胞，感覺神經末梢細支包圍在味覺細胞上，把味覺細胞的興奮衝動傳遞到大腦的味覺中樞。

③ 牙（teeth）

有兩套。出生後 6 個月左右開始長出乳牙，3 歲時出齊，共 20 顆。6 歲左右乳牙開始脫落，更換成恆牙，12 ～ 14 歲時出齊。第三磨牙較晚長出，甚至終生不長。成人恆牙有 28 ～ 32 顆。

味覺有下列一些特點：

其一，有一定水溶性的物質才可能感受到味感，完全不溶水的物質是無味的。水溶性越高的物質，味覺產生得越快，消失得也越快；

其二，基本味覺原來有酸、甜、苦、鹹四種。本世紀初成功複製出一種專門識別氨基酸的感受細胞，鮮味才被認定為第五種基本的味道；

其三，辣味並不是味覺，而是一種痛覺；

其四，舌尖和邊緣對鹹味較敏感，舌前部對甜味較敏感，舌靠腮兩側對酸味較敏感，而舌根對苦味比較敏感；

其五，舌從呈味物質的刺激，到感受，到滋味，比視覺、聽覺、觸覺都快；

其六，人類對於味道好壞的實際感受還受到嗅覺的影響，嗅覺在大腦中與味覺合成了人們認為的味道；

其七，味蕾數量隨年齡的增大而減少，老年人對味覺的敏感性降低；

其八，受到某種呈味物質長期刺激後，味覺的敏感性會降低，味覺有疲勞作用。

7. 體感——皮膚

體感，也叫軀體感覺，包括：觸覺、壓覺、溫覺、痛覺和本體感覺（位置、軀體姿勢及面部表情的感覺）。體感又可以分為：皮膚感覺、運動感覺和內臟感覺。

皮膚（skin）是執行體感的主要器官。皮膚感受器有環層小體、觸壓感受器等。

皮膚也是人體最大的器官。成年人的皮膚展開面積有 2 平方米左右，重量約為人體重量的 15%。

皮膚覆蓋全身，是保護人體的第一道邊境長城，具有兩個方面的屏障作用：一方面防止體內水份、電解質、其他物質丟失；另一方面阻止外界理化性、機械性有害物質和病原體的侵襲。皮膚保持著人體內環境的穩定，同時皮膚也參與人體的代謝過程。

人模人樣變形金剛 ——行動局：骨骼、關節、肌肉

☆ 運動系統（skeletal system）由三種器官組成：骨（bone）、關節（joints）和肌肉（muscles）。骨與骨以關節連結在一起，構成骨骼，形成人體基本形態。肌肉收縮牽拉所附著的骨，以可活動的關節為樞紐，產生槓桿運動。運動系統主要的功能是活動、支持和保護，其靈活精準、力量可觀又收放自如，遠遠勝於變形金剛。

1. 運動系統三大功能

人如何靜時有模有樣，穩如泰山？動時進退有度，得心應手？運動系統是人體最為看得見、模得著、動得了的結構。高挑的身材、健壯的肌肉、敏捷的身手都同它有關。人之所以顯示為鮮活的人，運動系統厥功至偉。其主要功能有三。

① 支持

骨與骨以關節連結在一起，構成骨骼，形成了人體的基本形態，保持了頭、頸、胸、腹、四肢的狀態，維持了形體和立、坐、睡等各種姿態。

② 活動

肌肉附著骨骼，在神經支配下，肌肉收縮、舒張，牽拉附著的骨，通過關節產生槓桿運動。從簡單的走路、取物，到高級的說話、書寫等，都是由骨、關節和骨骼肌以這樣的方式共同實現的。骨是被動部分，骨骼肌是動力部分，關節是運動的樞紐。

③ 保護

體腔，包括顱腔、胸腔、腹腔和盆腔都是由骨、骨連結和骨骼肌形成的。絕大多數的重要臟器，如腦、心、肺、肝、腎、胃、腸道等，都位於這些腔內，而受到很好保護。

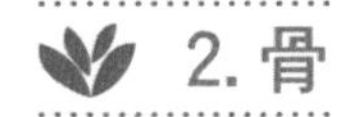

2. 骨

成人有 206 塊骨，骨經連接形成骨骼，人體骨骼兩側對稱。

① 種類

1）長骨：如上肢的肱骨（在上臂）和橈骨（在前臂），下肢的股骨（在大腿）和脛骨（在小腿）。

2）短骨：如手的腕骨和腳的跗骨。

3）扁平骨、不規則骨、圓骨：如肩胛骨、脊柱骨、臏骨（在膝蓋）。

② 結構和功能

骨骼中所包含多種組織，有：結締組織、纖維性結締組織、血管、血液和神經組織等。

骨骼除有支持、保護、運動的功能外，骨髓還有造血功能。見本冊的 2-06「律動命脈獨立王國」。

3. 關節

骨與骨之間連接的地方稱為關節。

① 種類

能活動的為活動關節，不能活動是不動關節。運動系統提及的關節是指活動關節，如上肢的肩、肘、指關節；下肢的髖、膝關節等。

② 結構

1）關節囊：包圍在關節外面，由結締組織組成，它附著於關節面周圍的骨面上。可分泌滑液，起到潤滑作用。

2）關節面：關節內的光滑骨面上有一層關節軟骨。

3）關節腔：關節內的空腔部分。關節腔內有少量液體，可以減少關節運動時摩擦和損傷。腔內平時呈負壓狀態，以增強關節的穩定性。

4）韌帶：是連接相鄰兩骨間的緻密纖維結締組織束，加強了關節的穩固性。

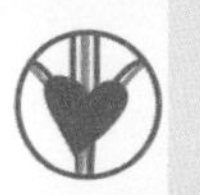

關節周圍附著許多肌肉。肌肉收縮時，通過關節的槓桿作用拉動骨，作相關的伸出、屈入、外展、內收和環轉等運動。

4. 肌肉

肌肉由肌肉組織構成。肌細胞細長呈纖維狀，又稱為肌纖維。肌纖維最長有 60 厘米，最短只有 1 毫米。

橫紋肌的肌纖維象一道道鋼纜捆紮起來，組合成較粗較長的鋼纜繩群，便是肌肉。大橋的鋼索是仿肌肉纖維而設計的，有極強的承重能力。

大塊肌肉重達兩千克重，小塊肌肉只有幾克。肌肉佔體重高達 35 ～ 45%。

隨年齡增長，橫紋肌的彈性纖維逐漸由結締組織替代，肌肉慢慢變弱。

肌肉分為骨骼肌（橫紋肌）、平滑肌和心肌三種，其功能都為產生力量，但因為工作任務不一樣，導致不同類型的運動特點。

① 骨骼肌

附於骨上，成拮抗的一對：一塊肌肉朝一個方向移動骨，另一塊朝相反方向移動。在神經系統指令下，骨骼肌隨指令收縮，完成它的運動功能。它收縮迅速、有力，但是容易疲勞。人體有 640 塊骨骼肌。

② 平滑肌

它是由細長的細胞或肌纖維構成的，沒有橫紋，主要分佈在體內中空器官的周壁上，如血管、胃腸道、呼吸道、血管、膀胱和子宮等。平滑肌能長時間維持張力，有較大的伸展性。收縮起來緩慢而持久。平滑肌不能由意志控制，所以又稱為不隨意肌。它由植物神經系統自動控制，而無需意識去考慮。平滑肌的收縮和舒張保證了這些器官的長時間的常規運作。

③ 心肌

組成心臟壁的肌肉，它最大的特徵是耐力。心肌不但可快速收縮，而且又永不倦怠，是一種極為強健的肌肉。心肌有自律性、興奮性、傳導性、收縮性等特性，從而保證心肌有固定的收縮規律，產生能夠維持生命的持久心跳。心肌收縮也不隨意，受控於心臟獨立的指揮系統。

2-05 能量供給新陳代謝——加工廠：消化、呼吸、泌尿

☆ 人體是個大工廠，有三條加工流水線：供應能量，交換氣體，排泄廢物。從而保證人體新陳代謝進行。消化系統（digestive system）、呼吸系統（respiratory system）和泌尿系統（urinary system）按擔負的功能被分成六個部門介紹：食物處理和輸送（腸胃道）；食物精加工（肝胰膽）；氣體輸送（呼吸管道）；氣體交換（肺）；廢物處理（腎）；廢物排出（泌尿道）。

1. 食物運送、初加工和排廢管道——食道、胃、小腸和大腸等

消化道包括口腔、咽、食道（esophagus）、胃（stomach）、小腸（small intestinal）和大腸（large intestine）等部分。

小腸包括十二指腸、空腸和回腸。

大腸包括盲腸、闌尾、結腸（colon）、直腸、肛管。

結腸又分為升結腸、橫結腸、降結腸和乙狀結腸，大部分固定於腹後壁。四段結腸的排列如英文字母 M，右升、上橫、左降，將小腸包圍在內。

醫學上把口腔到十二指腸這一段稱上消化道，空腸以下那段稱下消化道。

作為雜食類的人類，成人後消化道總長 7 米左右。比專門吃葷的動物（如大老虎消化道僅長 5 米多）來得長；比專吃素的動物（如小兔子消化道卻長達 8 米）來得短。草類中的纖維素需要在消化道留長一些時間，有利消化吸收。

胃的容量約 1.4 升。正常人胃每分鐘大約有三次蠕動。小腸是消化管道中最長的。其上皮細胞有多種感受器，傳遞有關資訊，調節消化道和消化器官的活動。它是消化系統中的最強大腦。食物從胃中排空一般需要 4 ～ 5 小時；在小腸停留時間最長大約 5 ～ 8 小時；在大腸內停留時間隨每個人排便習慣而異，可以從幾小時到十多小時不等。

下面把食物攝入到成為糞便排出的整個流程作個簡單敘述。

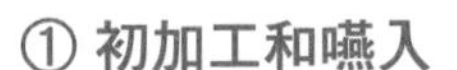

① 初加工和嚥入

食物經前面牙齒（切牙）切斷，以及後面牙齒（磨牙）嚼碎，成為很小顆粒。經唾液攪拌後食物變軟，其中澱粉酶對食物顆粒中澱粉開始消化。

通過吞嚥，食物小顆粒進入食道。吞嚥時會厭關閉，以防食物顆粒進入氣道；同時口腔頂的軟齶升高，以防食物顆粒進入鼻腔。食管蠕動推進食物顆粒進入胃。

② 胃內消化

胃通過蠕動攪磨食物，使食物與胃液充分混合。胃表面的細胞分泌胃酸和胃蛋白酶前體，在酸性的環境下胃蛋白酶被啟動，它能分解食物中的蛋白質。

③ 在十二指腸進一步加工

來自胰腺的胰酶和來自肝臟的膽汁分泌到十二指腸部位，這些消化液在幫助食物消化和吸收中起重要作用。

④ 小腸吸收

小腸長達 3 米。小腸的皺褶、絨毛形成巨大表面積，使小腸具有強大的吸收功能。小腸壁血供豐富，能把已經消化的大量營養物質經門靜脈運輸到肝臟。

⑤ 大腸再吸收

大腸主要對水分和電解質進行回吸收，腸內容物剛到大腸時為液狀，但當到達直腸時已經成為成形的糞便。

⑥ 肛門排便

肛門是長長消化道最後一端的開口，運送廢物的出口處。平時肛門括約肌使肛門保持自然收縮，因而關閉。當降結腸裝滿糞便後，就會排入直腸，發出衝動傳入脊髓，並上傳至大腦皮層產生便意。如環境許可，大腦便發出指令，產生排便反射：使乙狀結腸和直腸收縮，肛門括約肌舒張，同時有意識深吸氣，增加腹壓，促進糞便排出體外。

2. 食物精加工和產能車間——肝、胰、膽等

消化工廠有幾個重要的車間，製造、運輸、貯存各種消化液，參加消化和吸收，收集和精加工各類養分，成為人體代謝的中心之一，並供給身體必需的能量。

① 消化腺

小消化腺散佈在消化管各部的管壁內，有三對較大的唾液腺，包括腮腺、下頜下腺、舌下腺。

② 肝臟（liver）

肝臟是人體中最大的消化腺體，也是最大的實質性臟器。成人肝重約 1.5 公斤，位於上腹部偏右。肝臟血液供應十分豐富，每分鐘血流量有 1500 ～ 2000 毫升，心臟把四分之一的搏出量送到肝臟去了。門靜脈把來自消化道含有營養的血液全數送至肝臟加工。肝細胞是辛勞的工人，忙忙碌碌 300 天完成使命後黯然離逝，新生的肝細胞立碼來接替工作。説肝臟是消化系統這個大型加工廠中最浩大最繁忙的加工車間或化工車間，不為過。

1）代謝功能：食物中含有蛋白質、脂肪、碳水化合物、維生素和礦物質等各種營養物質，它們在胃腸內作初步消化後就被吸收，送往肝臟做細加工——代謝。所謂分解，便是把大變小：蛋白質分解為氨基酸，脂肪分解為脂肪酸，澱粉分解為葡萄糖等。所謂合成就是由小變大：根據身體需要，把這些小分子物質再合成為新的蛋白質、脂肪、碳水化合物或能量物質等。新陳代謝就是這個意思。人體所必需的材料，以及人體運作必需的能量，主要源於肝臟。

2）生成和分泌膽汁：膽汁是一種消化液，對脂肪的消化和吸收有重要作用。成人每日分泌量近 1000 毫升。平時膽汁存於膽囊中。食物消化時膽汁直接由肝臟和由膽囊大量排入十二指腸內。

3）解毒功能：藥物和有毒物質絕大部分在這裏被處理後，變得無毒或低毒。

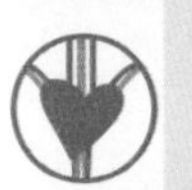

4）造血和存血功能：血液通過兩根血管（門靜脈和肝動脈）流入肝臟，肝臟的血流量很大，血容量也很大。肝臟好象一個血庫，需要時還能提供一部分血液。新生兒肝臟有造血功能，長大後不再造血。

5）免疫防禦功能：肝臟裏一種庫普弗細胞，是位於肝臟中的特殊巨噬細胞，能清除血液中外來物質，可通過吞噬作用清除血循環中外來的異物顆粒（如抗原、抗原—抗體複合物等）或體內紅細胞。

③ 胰腺（pancreas）

比起肝臟，胰腺小得多，僅70克左右。橫臥於腹後壁，從右到左，分頭、頸、體、尾四部分。體積不大，卻重要得很。因為它在食物消化中起主角的作用，而且還調控著代謝。

胰腺生產的胰液中含有碳酸氫鈉、胰蛋白酶原、脂肪酶、澱粉酶等。通過胰腺管胰液排入十二指腸，有消化蛋白質、脂肪和糖的作用。

胰腺也是內分泌腺，其中胰島所組成細胞團，能分泌胰島素、高糖素、胃泌素、胃動素等。負責調控糖代謝，還影響不少生理機能。而葡萄糖是人體主要的能量供給。如果這些細胞病變，所分泌的物質太多或不足，都會導致疾病。

④ 膽囊（gallbladder）和膽管

膽囊是位於肝臟後方的膽汁容器。梨形囊袋，容積 40 ～ 60 毫升。進食 3 ～ 5 分鐘後，十二指腸黏膜受刺激而產生一種縮膽囊素，收縮膽囊，將膽汁立即排入到十二指腸，參與食物消化。膽汁內的膽汁酸對於脂肪的消化和吸收有重要作用。

由肝總管和膽囊管匯合而成膽總管，在十二指腸與胰管匯合，再形成一條叫做肝胰壺腹的共同通道，它開口在十二指腸大乳頭。肝胰壺腹括約肌平時保持收縮。

肝分泌的膽汁經過肝總管和膽囊管進入膽囊貯存起來並濃縮。進食後膽囊收縮，肝胰壺腹括約肌舒張，膽囊內的膽汁便經過膽囊管—膽總管—肝胰壺腹這一路，排入十二指腸內，參與消化。

3. 氣體輸送管道——喉、支氣管、氣管

呼吸系統是機體與外界進行氣體交換的機構。呼出二氧化碳，吸進氧氣，參與新陳代謝。呼吸道是氣體進出肺的通道，包括鼻腔、咽、喉、氣管、支氣管。

① 喉（larynx）

喉是由軟骨、韌帶、喉肌、黏膜構成的管狀器官。位於頸前正中部，上通喉咽，下連氣管。喉腔中最狹窄部分的左右兩邊有一對聲帶，其間為聲門。

喉部對於呼吸的功能是，根據身體的需要，改變呼吸道的大小。

喉部對於發聲的功能是這樣完成的：

1）先吸入空氣，然後將聲帶內收和拉緊；

2）控制呼吸；

3）呼氣時通過聲帶振動而發音。

聲音強度在於呼氣時聲門下壓力和聲門的阻力。聲調在於聲帶振動時的長度和張力位置。發聲實際上是喉內外至少 40 條肌肉參與的大合唱。

② 氣管（trachea）

氣管在第 6 頸椎體下緣處與喉相連，向下在胸骨角平面分左、右支氣管，全長約 10 ～ 12 厘米。氣管有 C 型的氣管軟骨作為支架。除了作為通氣管道外，還有清除異物、調節空氣溫度的功能。

③ 支氣管（bronchi）

支氣管先由氣管分出左、右支氣管。右支氣管較左支氣管粗短，略直，所以墮入氣管的異物易進入右支氣管。右側支氣管進入肺門，分為三支進入各相應的肺葉，即上葉、中葉和下葉支氣管。左側支氣管約在肺門分為上、下葉支氣管。

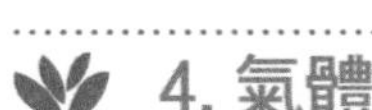 4. 氣體交換車間——肺臟

肺（lung）位於胸腔，左右兩肺之間有心臟、大血管、氣管、食道等。肺的下面被橫膈與腹腔內的器官隔開。右肺寬短，分三片肺葉，左肺窄長，有兩片肺葉。

肺實際上是支氣管多次分支而形成的支氣管樹：左、右支氣管在肺門分成二級支氣管，二級支氣管及其分支構成一個肺葉；二級支氣管又分出三級支氣管，三級支氣管及其分支構成肺葉內一個肺段……。這樣，支氣管反復分支達 23～25 級，它們的末端膨大成囊，即為肺泡。成人約有 3 億個肺泡。

肺泡之間由結締組織填充為間質，內含豐富的毛細血管網，它們與肺泡共同組成呼吸膜，肺內氣體交換通過呼吸膜得以完成。人肺內有面積高達 70 平方米的呼吸膜，一般情況下只動用其中 40 平方米足以完成氣體交換。成人每分鐘約呼吸 15 次，一天 2 萬多次，要吸進 11000 升空氣。

肺是這樣執行氣體交換的：

1）全身靜脈把經過代謝的富含二氧化碳的血液，回流到右心；

2）帶著這些血，肺動脈從右心室發出，伴支氣管入肺，形成毛細血管網包繞在肺泡周圍；

3）氣體在此交換，二氧化碳從血中逸出，並呼出，吸入的氧氣攝入血中；

4）逐漸彙集，富含氧氣的血從肺靜脈流回左心房，通過左心室供給全身。

5. 廢物處理車間——腎臟

泌尿系統由腎臟（kidney）、輸尿管（ureter）、膀胱（bladder）及尿道（urethra）組成，主要功能是把代謝中所產生的各種無用或有害物質，以尿的形式排泄到體外去。

人體排泄廢物還有另外兩種途徑：二氧化碳和一定量的水（以水蒸氣形式）由呼吸器官隨呼出氣體排出；氯化鈉、尿素和水等以汗的形式由汗腺分泌，從皮膚排出體外。

腎臟是一對像扁豆狀的器官，位於腹膜後脊柱兩旁。重約 120 ～ 150 克，左腎較右腎略大一些。腎臟內側有一凹陷，叫做腎門，它是腎靜脈、腎動脈、腎盂出入腎臟以及輸尿管與腎臟連接的部位。

每個腎臟由上百萬個腎單位組成。腎單位包括腎小球、腎小囊和腎小管三個部分，它是腎臟結構和功能的基本單位。腎小球是個毛細血管球，由腎動脈分支形成。腎小球外有腎小囊包繞，再與腎小管的管腔相通。腎盂是所有腎小管集合和收集尿液的部位。

流經腎小球時，血液中尿酸、尿素、水、無機鹽和葡萄糖等小分子物質通過腎小球和腎小囊的濾過，在腎小囊腔中形成原尿，人一天中形成的原尿約有 180 升。原尿流經腎小管時其中有用物質被重新吸收，再回到血液中，包括全部葡萄糖、大部分水和部分無機鹽。剩下那些水、無機鹽和尿素、尿酸等廢物就形成了真正的尿液。之後尿液進入腎盂，經過腎盂的收縮進入輸尿管，再經過輸尿管的蠕動進入膀胱，暫時儲存。最終經尿道排出。

腎臟還執行多項十分重要的功能，遠不止排泄：

1）通過排尿而排泄體內代謝產物和進入體內的有害物質；

2）通過尿的生成和原尿重吸收，維持水的平衡；

3）通過選擇性的排出電解質和酸性物質，維持體內電解質和酸鹼平衡；

4）分泌促紅細胞生成素，促進紅細胞生成；

5）分泌腎素，調節血壓；

6）促進機體需要的維生素 D 的活化。

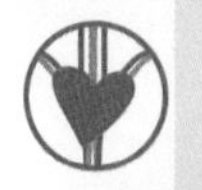

6. 廢物排泄的管道和貯倉——輸尿管、膀胱、尿道

① 輸尿管

左右一對細長的管道，扁圓柱型，成人輸尿管全長 25 ～ 35 厘米。上連腎盂，下通膀胱，位於腹膜後骨盆內。輸尿管有三個狹窄部位，結石、血塊等容易在此阻塞：

1）輸尿管起始處；

2）越過小骨盆入口處；

3）進入膀胱壁的內部。

② 膀胱

膀胱是由平滑肌組成的一個囊形器官。位於骨盆內，後端開口與尿道相通。

膀胱主要功能是儲尿。當尿量達到 300 ～ 400 毫升，膀胱內壓上升，排尿感覺由副交感神經，傳導到大腦中樞，隨後發出排尿指令，使膀胱逼尿肌收縮。加上其他肌的配合，開始排尿。膀胱近乎排空，仍留少量殘留尿，成人正常的殘留尿量約 10 ～ 15 毫升。

③ 尿道

尿道是從膀胱向體外排尿的管道。男性尿道細長（約 18 厘米），通過前列腺部和陰莖海綿體部，男性尿道兼有排尿和排精功能。

女性尿道粗而短（約 5 厘米），經陰道前方，開口於陰道前庭。尿道後部有一環行的尿道外括約肌，由意識控制。女性尿道在會陰穿過尿生殖膈時，有尿道陰道括約肌環繞，該肌為橫紋肌，也受意志控制。

2-06 律動命脈獨立王國 ——運輸線：心血管、血液

☆ 運輸線就是生命線。人體內也有縱橫密佈、貫通各處的高鐵交通命脈，有動力、有倉庫、有軌道、有列車……。在體內它高效、快速地運送養料、能量，並輸出廢氣和廢物，擔負著身體內部新陳代謝運作的重任。這條運輸線主要由物流體系（心血管）和載貨列車（血液）組成。下面介紹的心血管和血液是人體非常重要的系統。

1. 心臟——四大物流倉庫

心臟如桃子狀，位於胸腔中部兩肺之間，略偏左，在橫膈上面。大小如同自己的拳頭，重約 250 克。

心臟主要由心肌構成，是一個中空的器官。既是把血液發送全身的動力泵又是循環血液的臨時倉庫。人在安靜狀態下，如果心臟每分鐘跳 70 次，每次泵輸血液 70 毫升，每分鐘運血近 5 升，據此推算，心臟一生所做的工作，相當於把 30000 公斤重物上舉到喜馬拉雅山頂峰。心臟的力量大得驚人！

心臟內有四個物流倉庫：左心房、左心室、右心房、右心室四個腔。左、右心房之間和左、右心室之間互不相通，一側心房與心室之間相通，但有單向開閉的門——瓣膜，使血液只能由心房流入心室，不能倒流。這樣，循環血液在心臟四腔內的流動方向必須是：肺靜脈→左心房→左心室→主動脈→全身→腔靜脈→右心房→右心室→肺動脈。

2. 循環——三套高鐵網路

以心臟搏動為主要動力，驅動了體內高效、快速的三套高鐵網路。

① 肺循環

又稱小循環，血液從右心室流入肺動脈，流經肺部毛細血管網，最後由

肺靜脈流回左心房，再入左心室。在肺循環中進行氣體交換，肺泡內的氧進入血液，血液中的二氧化碳進入肺泡。這樣，靜脈血（含氧少，暗紅色）變為動脈血（含氧多，鮮紅色）。

② 體循環

又稱大循環，血液從左心室流入主動脈，流經全身動脈、毛細血管網、各級靜脈，最後匯流到上、下腔靜脈，流回右心房，再到右心室。在體循環中，血液與各部組織細胞進行物質交換，在運輸氧和營養物質給細胞的同時，把細胞產生的二氧化碳和廢物運走。這樣，血液又由動脈血變為靜脈血。

③ 冠脈循環

冠狀血管是心臟獨立的循環通路，運送血液只供給心臟本身需要，營養心肌細胞。冠狀動脈（coronary artery）是主動脈的第一對分支，分為左右冠狀動脈及其他分支。血液流過心臟壁的毛細血管和靜脈以後，返回到右心房。冠狀動脈血壓較高，流速較快，路徑較短，所以單獨供給心臟本身的血液相當充分，可以保證心臟長期穩定地不停頓工作。

3. 血管——三種不同軌道

體內高鐵運輸系統的軌道是血管（blood vessel），它是血液流經的管道，遍佈全身。在成人，長長短短、粗粗細細的血管加在一起總共大約有 10 萬公里之長，接近中國全部高鐵的總長。全身血管如果全部相接，居然可以繞地球兩圈半！

按血管的構造和功能不同，可以分為三種。

① 動脈（artery）

從心臟將血液帶去身體各組織、器官。動脈管壁較厚，能承受較大的壓力。大動脈管壁彈性纖維較多。中、小動脈，特別小動脈管壁的平滑肌較發達，可在神經和體液調節下收縮或舒張，以改變管腔和大小，影響局部血流阻力和血液流速。

② 靜脈（vein）

將血液自各組織、器官帶回心臟。靜脈管壁薄，平滑肌和彈性纖維均較少，缺乏收縮性和彈性，易擴張，靜脈內容納 60 ～ 70% 的循環血量。

靜脈壁上有靜脈瓣，尤其下肢靜脈中較多，能夠防止血液倒流，使血液向心臟方向流動。

③ 毛細血管（capillary）

連接微動脈和微靜脈的血管，管徑最細，平均約為 6 ～ 9 微米。它們在體內分佈最廣，管壁薄，通透性強，互相吻合成網，有利於血液與組織間進行物質交換。

4. 傳導——一個獨立王國

心臟的信號傳導通路，類似於神經傳導通路。但是自成系統，自我傳遞，自己發送指令。使得心臟成為一個獨立王國，不會或不易受到外界突發因素和體內情緒變化的影響，保證了心臟有規律的常規搏動穩穩當當地進行。

心壁獨立的傳導系統由下列三部分特殊的心肌纖維組成。

① 竇房結

心臟正常自動節律性興奮的起搏點，是發放心臟搏動命令的最高司令官。

② 房室結

正常情況下接受竇房結傳來的衝動，再往下傳。當竇房結衝動的產生或傳導出現異常時，房室結可以取而代之，自行產生衝動，但節律較慢。它是潛在起搏點，顯然為最高司令的法定繼承者。

③ 房室束

一種特殊的心肌纖維，從房室結前行，其分支末端的蒲肯野纖維與普通心室肌纖維相連接，將衝動傳至心臟各部。使心房肌和心室肌按一定節律收縮。

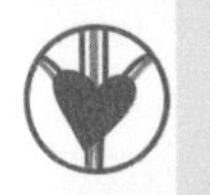

5. 骨髓——取之不盡的造血工廠

正常人體血細胞在骨髓及淋巴組織內生成。骨髓造血始於人胚胎第 4 個月，在第 5 個月後便成為造血中心。長骨的腔內，以及扁平骨、不規則骨的鬆質骨間網眼中有一種海綿狀組織，被稱為骨髓。一種為紅骨髓，是血細胞的原始發源處。另一種為黃骨髓，含很多脂肪細胞，有貯存脂肪的功能。出生時全身骨髓腔內充滿紅骨髓，隨著年齡增長，部分紅骨髓被黃骨髓取代。在嚴重缺血時，部分黃骨髓還可轉變為紅骨髓，重新恢復造血功能。

成年人骨髓重量約 3 公斤左右。它的造血能力極強，最高可達正常造血需求的 9 倍，如只保留骨髓的十分之一，也能完成正常造血功能。

紅骨髓中的造血幹細胞（stem cell）是人體細胞的始祖，指尚未發育成熟的最原始的一種細胞。通過如樹幹那樣長出樹杈、樹葉，並開花、結果，造血幹細胞不僅可以分化為各類原始血細胞，隨後成熟為各類血細胞，還可以跨系統分化成為各種組織的細胞。

6. 外周血——川流不息的紅色列車

血液（blood）也稱為外周血，是由液體部分（血漿）和細胞部分（來自骨髓的成熟的紅細胞、粒細胞、淋巴細胞、單核細胞、血小板等）組成。

血液的紅色來自紅細胞中血紅蛋白的紅色，它擔負裝載氧氣和二氧化碳的重任。在心血管這個高鐵系統驅動下，人體內紅色列車一輛接一輛在血管內川流不息，為全身運輸營養物質和氧氣，攜帶代謝產物和二氧化碳，調節體內環境的平衡及行使防禦功能。

血中衰老或死亡的細胞經常不斷地被新生的細胞所取而代之，使得正常人體外周血中的血細胞維持數量和功能上的相對恆定，保證了新陳代謝的動態平衡。

正常成人的總血量約為體重的 8%，體重 60 公斤正常成人的血液總量約 4800 毫升左右。健康人如果失血佔總血量 10% 以下，還不致影響正常生理功能；如果超過總血量 20%，就會引起一些生理功能障礙，特別中樞神經高級部位的功能障礙；失血一旦超過了 30%，就有可能危及生命。

7. 血細胞

血細胞約佔血液的 45%，包括紅細胞（紅血球）、白細胞（白血球）和血小板三類細胞。

① 紅細胞（erythrocyte, red blood cell）

也稱作紅血球。雙凹圓盤狀，這種形態具有較大表面積，有利於最大限度攜帶氧氣和二氧化碳。紅細胞胞質內充滿血紅蛋白（hemoglobin，Hb），這是一種含鐵的蛋白質，具有結合與運輸氧氣和二氧化碳的功能。正因為有了血紅蛋白，血液中才能夠溶入高濃度的氧，是水中溶入氧的 40 倍。

外周血中還有少量未完全成熟的紅細胞，稱為網織紅細胞，約為紅細胞總數的 0.5% ～ 1.5%。紅細胞平均壽命較長，為 120 天。

② 白細胞（leukocyte, white blood cell）

也稱白血球。主要發揮免疫功能。見本冊 2-08。當病菌侵入人體時，白細胞能穿過毛細血管壁，集中到病菌入侵部位，將病菌包圍後吞噬。根據白細胞胞質有無特殊顆粒，可以將其分為兩種：

1）有顆粒白細胞：其中包括中性粒細胞、嗜酸性粒細胞和嗜鹼性粒細胞；

2）無顆粒白細胞：包括單核細胞和淋巴細胞。

③ 血小板（blood platelet）

是骨髓中巨核細胞胞質脫落下來的小塊。血小板體積甚小。血小板在止血和凝血過程中起重要作用。見本冊 2-07。

一般情況下，每人每天都有 40 毫升血細胞衰老和死亡。同時，也有相應數量的細胞新生並補入。

8. 血漿和血清

血漿（plasma）是淡黃色液體（因為含有膽紅素）。約佔血液的 55%，是水、糖、脂肪、蛋白質等混合物。一升血漿中大約含有 900 克的水、75 克各種蛋白質和 20 克低分子物質，包括多種電解質和有機化合物。

血漿蛋白主要有三類，包括含量最多的白蛋白（albumin），以及含量次之的球蛋白（globulin）和微量的纖維蛋白原（fibrinogen）。

血漿的主要作用是運載血細胞，承輸維持人體生命活動所必需的各種營養物質和體內產生的一些無用廢物。此外它還具有維持血液的正常黏度、酸鹼度、滲透壓等作用。

正常情況下，多種凝血因子都以無活性的形式存在於血漿中，它們構成了體內十分重要的凝血系統。必要時會被啟動，並開始凝血過程。見本冊 2-07。

如果血液凝固之後，在血漿中除去纖維蛋白後分離出來的透明液體，被稱之為血清（serum）。

生理天平制衡維穩——調度室：四大平衡體系

☆ 人體不是靜止的，而是動態的。如何維繫和保持人體各種生理功能的動態平衡，是生命活動得以正常進行的重要任務。除了在 2-02 提到的交感—副交感神經系統之外，還有不少大大小小的平衡體系調節著體內各器官活動的平衡，維繫內環境的平衡。這裏主要介紹人體內的內分泌、酸鹼、水和電解質、凝血四大平衡體系。走入四間至關重要的調度室，可以進一步實地領略人體結構的奧妙。

平衡體系有「正」的、「促」的作用，也有「反」的、「抑」的作用，構建成重要的回饋調節。各種調節方式之間，形成你中有我和我中有你的複雜關係，最終通過相互協同或相互制約，達到平衡。

還有一種稱之為「瀑布式」的連鎖反應：體內的失平衡啟動了一個因子，它又啟動下個因子，這樣連續下去，就使得整個平衡體系投入工作，以達到再平衡。

平衡體系的工作為了維持各器官功能的協調和體內環境的穩定。如能維穩（保持動態平衡），身體健康；如無法維穩（管不好或管過頭），就會生病。

1. 內分泌

內分泌（internal secretion）是體內一個「人小鬼大」的系統。小小的內分泌腺體所產生的物質，不經過導管而直接分泌於血液或體液中，這些內分泌的物質稱為激素（hormone）。激素作用廣及機體的生長、發育、適應環境、應對變化等，十分重要。它們的作用環環相扣，讓人稱奇。下面從內分泌腺及它們分泌的激素分別敘述。

① 甲狀腺（thyroid）

形如 H 字母，左右兩側葉，中間以峽部相連。位在喉和氣管的兩側。吞嚥時隨喉上下移動。甲狀腺因為又小又薄，所以在頸部既看不見也摸不到。甲狀腺只有 20 ～ 30 克重，卻是人體內最大的內分泌腺。

甲狀腺的主要功能是合成和分泌甲狀腺激素。合成的甲狀腺素

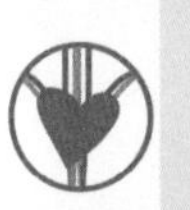

（thyroxine，T4）和三碘甲狀腺原氨酸（T3）分泌至血循環後，與血漿中甲狀腺素球蛋白結合，以利轉運和調節血中甲狀腺素的濃度。甲狀腺激素促進新陳代謝，增加產熱，促進生長發育，提高中樞神經系統的興奮性。

② 腎上腺

半月形，左右各一，位於腎的上方，兩側共重約30克。外周部分為皮質，內部是髓質。兩者結構與功能上均不同，實際上屬於兩種內分泌腺。

1）腎上腺皮質：位於表層，佔腎上腺80%，分泌三類皮質激素：即鹽皮質激素（主要是醛固酮）、糖皮質激素（主要是皮質醇）和性激素（脫氫雄酮和雌二醇）。

2）腎上腺髓質：主要分泌腎上腺素。其作用使心臟收縮力上升，心、肝的血管擴張，皮膚、黏膜的血管縮小。能讓人呼吸加快（提供大量氧氣），心跳與血液流動加速，瞳孔放大，為身體活動提供更多能量，使反應更加快速。

③ 垂體

卵圓形小體，位於丘腦下部的腹側，分為前葉（腺垂體）和後葉（神經垂體）。垂體很小，只有1厘米上下，重僅0.5～0.6克，女性妊娠時稍大。但它是人體最重要的內分泌腺，是人體調度室裏的主任室，對於調控代謝、生長、發育和生殖等有重要作用。

腺垂體細胞主要分泌7種激素：生長激素、催乳素、促甲狀腺激素、促性腺激素（黃體生成素和卵泡刺激素）、促腎上腺皮質激素和黑色細胞刺激素。這些激素不單對身體各部位各器官直接行使功能，還通過對於影響其他內分泌腺的活動間接發揮作用。比如上述三個「促」的激素，就執行著對於甲狀腺、腎上腺皮質、性腺全盤的控制和監督。另外，下丘腦還通過一定途徑調控垂體的功能。

內分泌激素這樣的「上」和「下」、「正」和「反」的作用，有時再加上大腦「插手」，構建成體內一個重要的回饋調節體系。

下舉一例。甲狀腺素分泌量多少由垂體促甲狀腺激素（TSH）調節。而TSH則由下丘腦分泌的促甲狀腺激素釋放激素（TRH）控制，從而形成下丘腦—垂體—甲狀腺軸，調節甲狀腺功能。當甲狀腺激素分泌過多時，甲狀腺激素反過來刺激下丘腦與垂體，抑制下丘腦分泌TRH，並抑制垂體分泌TSH，從而減少對甲狀腺激素分泌「促」的作用。三套馬車，相互制衡，惟妙惟肖。

④ 其他內分泌腺

如甲狀旁腺，位於甲狀腺兩側葉的後緣，其功能為調節鈣代謝，維持血鈣的平衡。

如性腺，男性睾丸可分泌男性激素睾丸酮，其主要功能是促進性腺及其附屬結構的發育以及副性徵的出現，還有促進蛋白質合成。女性卵巢可分泌卵泡素、孕酮、鬆弛素和雌性激素，與子宮、乳房等生長發育和妊娠直接有關。有關女士的下丘腦—垂體—卵巢軸這個神經內分泌系統，將在 4-06 中進一步討論。

如胰島，作為胰腺的內分泌部分，分泌多種激素，如胰島素、胰高血糖素、胰多肽和生長抑素等。在調節糖、脂肪、蛋白質代謝，對於維持正常血糖水準有著重要作用。

2. 酸鹼

人體酸鹼度指體液（body fluid）的酸鹼強弱程度，一般用氫離子濃度指數 pH 來表示，pH7 為中性。體液就是身體內的液體，人體的體液佔體重的 65% 以上。人體體液有很多種：細胞內液、細胞外液（血液、組織液和淋巴液）、消化液（如唾液、胃酸、腸液、膽汁等）、排泄的廢物（汗液、尿液）等。

不同體液根據不同的功能和環境，需要維持不同的酸鹼度：血液 pH：7.35～7.45；唾液 pH6.5～7.5；胃液 pH0.8～1.5（很酸）；胰腺 pH8.0～8.3（較鹼）；尿液 pH7.0～7.5……。

保持細胞內外液恆定的酸鹼度是維持體內穩定環境的需要，也是生理活動得以正常進行的必要保證。人體有四個酸鹼緩衝系統，因此體液的酸鹼度總能穩定在一定範圍之內，變動很小。一旦人體的酸鹼失去平衡，身體就出了大毛病。

① 血液緩衝系統

血液內有四套緩衝系統，其中以碳酸氫鹽—碳酸系統緩衝能力強，最為重要。

② 肺呼吸

血液的 pH 值的些微變化可以刺激中樞化學感受器和頸動脈體化學感受

器，反射性地興奮或抑制呼吸中樞。這樣便通過二氧化碳排出量的增加或減少，得以調節體液酸鹼度。

③ 腎臟

通過排泄氫和重吸收碳酸氫鈉，進行酸鹼緩衝。

④ 細胞

通過細胞內外離子交換，實現組織細胞對酸鹼平衡的調節作用。

3. 水和電解質

為什麼說人是水做成的？——成年女士身體含水 50%，男性含水 60%，嬰兒更高達 70%。正常人的體液量相當穩定，每日水攝入量與排出量處於動態平衡（大約 2500 毫升）。當人體失去 2% 的水份時，就會感到口渴；當失去 5% 的水份時，就會脫水，可能暈倒；當失去的水份達到 10% 以上，可能傷害器官，甚至危及生命。

體內水的含量取決於水的攝入量與排出量的平衡情況，水攝入量的控制主要根據渴覺，而排出量的控制主要通過抗利尿激素來調節尿量的多少。渴覺中樞和抗利尿激素的分泌細胞都位於下丘腦內。血漿晶體滲透壓升高（水含量不足）時，抗利尿激素分泌增加，排尿減少；同時刺激渴覺中樞，引起飲水的需求。

體內鈉平衡主要通過腎素—血管緊張素—醛固酮系統影響腎臟排鈉的量。當體內缺鈉時，腎小球分泌腎素進入血液，導致血管緊張素 II 的濃度升高，使得腎上腺皮質對醛固酮的分泌增加，結果加強了腎小管對鈉的重吸收。

人的體液大部分存在於細胞內，稱細胞內液，佔體液的三分之二；小部分存在於細胞外，稱細胞外液。細胞內液的陽離子主要是鉀。細胞外液的陽離子主要是鈉。細胞直接生活於細胞外液中。保證細胞內、外液中水和電解質成分（特別鉀和鈉）的相對恆定十分重要。

體內各部分水和電解質的含量相當穩定，但並非固定不變。細胞內液與外液的成分在不斷交換，處於動態平衡。除了以瀰散、濾過、滲透的方式進行交換，細胞膜上還有一種鈉—鉀泵，可以根據需要主動轉運鈉和鉀。

4. 凝血

血液在完整的血管內流動才能完成重要任務。一旦血管發生破損，凝血機制啟動，在破損的血管附近把血液從流動的液體狀態變成不能流動的凝膠狀態，完成了止血，避免了繼續出血。

凝血十分複雜，血管（內皮）、血細胞（血小板）、血漿（十餘種凝血因子）都參與其中。眾多的參與者相互協同，使得凝血象瀑布狀進程，極快完成。凝血又是一個自限性的功能，同時會啟動抑制和調控機制，既不使凝血過份擴大而導致血管阻塞，又開始清理阻塞的血管，在制止出血的前提下，讓血液重新流動於血管。

如果凝血機制某個環節發生缺失，可能導致出血性疾病。如果凝血機制沒有及時制約，或做過了頭，體內出現了一種高凝狀態，也會引起一些嚴重的疾病。

總而言之，人體平衡體系對體內的種種調節，不偏不倚，恰到好處，人體生理天平保持平衡，不上不下，絲毫不差。人體真是奇妙！

2-08 精兵強將禦外平叛——警衛軍：免疫系統

☆ 免疫系統（immune system）是人體的保衛系統。這支配備有各軍種、各兵種，並且掌握有殺手武器的警衛軍，訓練有素，手段高明，任務繁重。它們在人體內設立層層防線，既是抵禦外敵（應對病源體入侵）的國防部隊，又是平定內亂（發現並清除異物）的安全部隊。同時應對衛國和反叛兩場鬥爭，點讚免疫系統為維護健康和保衛生命的抵抗力和主力軍，當之無愧。

1. 各軍種——免疫器官

免疫器官好比軍隊的各軍種，包括骨髓、脾臟、淋巴結、扁桃體、小腸集合淋巴結、闌尾、胸腺等。

① 骨髓

人體重要的中樞免疫器官，免疫細胞發生和成熟的場所，也是體液免疫應答發生的場所。

② 胸腺

是長成最早的中樞免疫器官，T 細胞分化、成熟的場所，對外周免疫器官和免疫細胞具有調節作用，建立與維持自身免疫耐受。青春期後，胸腺隨年齡增長而逐漸退化，老年時功能衰退，細胞免疫力下降，對感染和腫瘤的監視功能也減低。

③ 脾

脾為人體最大的外周免疫器官。它是 T 細胞和 B 細胞的定居場所，免疫應答發生的場所，還合成某些免疫活性物質。

④ 淋巴結

全身有 500 ～ 600 個淋巴結，廣泛存在於全身淋巴通道上。淋巴結是結構完備的外周免疫器官。

⑤ 黏膜相關淋巴組織

呼吸道、胃腸道及泌尿生殖道的黏膜散在淋巴組織，還有扁桃體、小腸淋巴結及闌尾等。

2. 各兵種——免疫細胞

① 淋巴細胞——特異性反應

成熟淋巴細胞是體內的特種兵。經血液循環遷居於外周免疫器官或組織的特定區域，進行佈防；還在血液、淋巴液、淋巴器官或組織間反復循環，進行巡邏。這樣增加了特種兵與敵人接觸機會，有利於發現敵情後發出警告，並做出反應。

淋巴細胞受抗原（入侵者）刺激而被活化，分裂增殖、發生特異性的免疫反應。

1）B 淋巴細胞：主要功能是產生抗體，參加體液免疫。

2）T 淋巴細胞：根據功能可分為不同亞群，如輔助性 T 細胞、殺傷性 T 細胞和調節性 T 細胞。其功能為參與細胞免疫。

② 固有免疫細胞——非特異性反應

是體內各種普通士兵，主要包括中性粒細胞、單核吞噬細胞、樹突狀細胞、NK 細胞、肥大細胞、嗜鹼性粒細胞、嗜酸性粒細胞等。這是機體在長期進化中形成的防禦細胞，主要發揮非特異性抗感染作用，能對侵入的病原體迅速作出免疫反應。

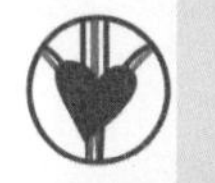

3. 殺手鐧——免疫分子

指具有免疫能力的物質，主要是免疫球蛋白，還有補體、細胞因子等。

① 抗體——體液免疫功能

B 淋巴細胞在抗原（病原體）刺激下變為漿細胞，並產生了免疫分子——抗體（免疫球蛋白）。因抗原性質不同，免疫球蛋白分為 IgG、IgM、IgA、IgD、IgE 五類。每種免疫球蛋白對相應的抗原有特異性的結合能力，使入侵的抗原凝集、沉澱或溶解，最終被消滅。

② 細胞因子和補體——體液免疫功能

T 淋巴細胞受抗原刺激後所產生的免疫分子——細胞因子和補體等。通過不同的細胞因子發揮各種免疫效應，如移植排斥，如遲緩過敏，如清除被感染的細胞及變異的細胞等。補體能溶解細菌，中和與溶解病毒。

4. 三道禦外防線

人體設立有三道防線。

① 第一道防線——邊境防衛

由皮膚和黏膜構成，不僅直接阻擋病原體入侵，而且分泌的一些物質（如乳酸、脂肪酸、胃酸和酶等）具還有殺菌作用。呼吸道黏膜上纖毛能清除異物。

② 第二道防線——地雷佈陣

為體液中的殺菌物質和血液、組織中的單核—吞噬細胞。一道和二道防線基本上可以防止病原體對機體的侵襲。

③ 第三道防線——反導系統

主要由免疫器官和免疫細胞組成。它是人體在出生後逐漸建立起來的後天防禦功能，只針對某一特定的抗原（某一病原體或某一異物）起作用，因而叫做特異性免疫，又稱後天性免疫。

5. 一場衛國戰爭——免疫防禦

致病體入侵人體後，一場衛國戰爭立即開打，義無反顧，分下列六個戰役。

① 第一戰役

病菌、病毒等致病體感染人體，衝破了設防的皮膚、黏膜而進入。接到警報後吞噬細胞集結，首先發出進攻，吞噬入侵者，然後通過酶把它們分解成一個個片斷，成為抗原。

② 第二戰役

巨噬細胞產生出一種淋巴因子的物質，啟動 T 細胞。T 細胞很快獲得情報，便立即向整個免疫系統發出有某種敵人入侵的警報。

③ 第三戰役

免疫系統會出動一種殺傷性 T 淋巴細胞，找到那些已被感染的人體細胞，便像殺手那樣將這些受感染的細胞摧毀掉，以防病原體進一步繁殖。

④ 第四戰役

同時 B 淋巴細胞產生專一的抗體，與細胞內的病原體結合，使它失去致病作用。

⑤ 第五戰役

細胞免疫和體液免疫兩支精兵合力打擊下，戰勝並消滅了入侵的病原體。

⑥ 第六戰役

衛國戰爭結束後，免疫系統會把病原體第一次入侵全過程記錄下來。以後如果再次受到同樣的敵人攻擊，免疫警衛軍能夠迅速地作出有的放矢的反應，完成精準打擊，將入侵之敵予以殲滅。

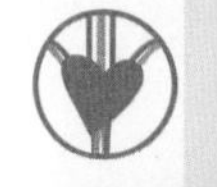

6. 另一場反叛鬥爭——免疫監視

人體組織不停地新陳代謝，隨時有大量新生細胞代替衰老和受損傷的細胞。免疫系統能及時地把衰老和死亡的細胞識別出來。

此外，免疫細胞還能監視內部的壞分子——發生突變的細胞。識別和清除體內出現的「非己」的叛徒，包括發生突變的腫瘤細胞、衰老細胞、死亡細胞或其他有害的成分，這種功能被稱之為免疫監視。

即便這樣，為什麼體內還有腫瘤細胞可以逃避免疫系統的監視，發展成癌症？這是因為腫瘤細胞畢竟原來是「自己人」，熟悉內情，有一些免疫逃逸的伎倆：

如降低特徵性標記物的表達，讓免疫系統無法識別；

如通過微環境，影響免疫細胞的識別能力；

如通過啟動免疫檢查點，使得T細胞的免疫功能受到限制；

如能夠合成一種分泌因子作用於巨噬細胞，抑制其殺傷活性等。

可見體內的反叛鬥爭錯綜複雜，通過免疫監視來遏制腫瘤發生，並非一帆風順。

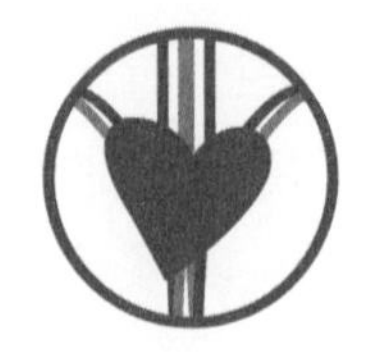

讀後提要

- 人體是細胞有效集結的微妙結構和特定功能的最高體現。
- 細胞、組織、器官和系統組成了人體，是老天奇妙的傑作。
- 基因和 DNA 構建人體密碼，並主控人體的生育、遺傳和進化。
- 神經系統是人體的指揮體系，大腦左、右半球為總司令部。
- 感覺系統感受人體內外情報，產生視、聽、位、嗅、味和體覺等。
- 骨、關節和肌肉構成人體基本形態，發揮活動、支援和保護的功能。
- 消化、呼吸和泌尿系統為人體供應能量，交換氣體，排泄廢物。
- 心血管和血液是体內物流系統，擔負運送養能並輸出廢物的重任。
- 維繫人體內的內分泌、酸鹼、水和電解質、凝血等重要平衡，保證內環境的穩定，才能使生命活動得以正常進行。
- 免疫系統在體內層層設防，同時應對衛國和反叛兩場鬥爭，是保護生命健康的抵抗力和主力軍。

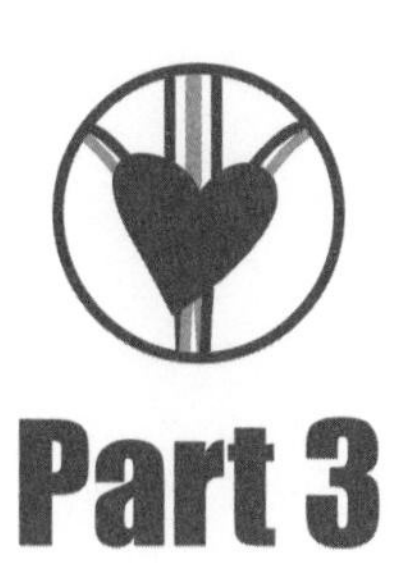

Part 3

真健康的維護：捨你還有誰

3-01　作主健康的正能量：健商和醫商

3-02　作主健康的原動力：自助和自醫

3-03　作主健康的必由路：知識和力量

3-04　作主健康的巧策略：訣竅和智慧

3-05　作主健康的全週期：平時和病時

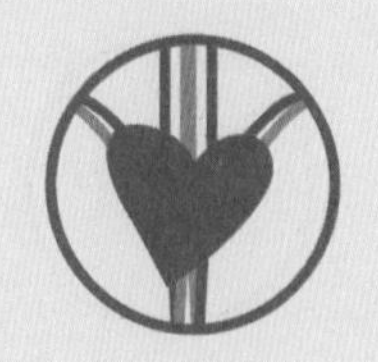

主要內容

自己作主維護健康是真健康的核心。怎樣維護真健康？把頭腦中謬見和誤解掃除一空，真知灼見就撲面而來。

維護健康始於提升你身上的正能量——包括健商、醫商在內的健康素養。

健康聽天（醫生）由命（基因）信機械（人工智能和可穿戴健康醫療設備等）嗎？不盡然。更要依靠自己。維護健康的主動權其實在你自己手中，捨你有誰？

對於健康和疾病的資訊必須經歷篩選、獲取、理解、運用四個環節。知識只有變為能力後才能在維護健康中發揮力量。

為了自我維護好真健康，要學會運用多管齊下、持之以恆、與時俱進、均衡適度、個體差異等多種策略。

從健康、「未病」、亞健康到疾病發生、發展、惡化的漫長的過程，可以分為多個時期，簡而言之是平時和病時兩個時段。

全週期維護健康便是在平時和病時做到惜護生命、養護生命和保護生命。

作主健康的正能量：健商和醫商

☆ 健康素養是人類一種基本的素養，其中有兩棟大廈：健商（維護健康和管理健康的能力）和醫商（抗病和看病的能力）。醫商是其中容易忽視的一個重要部分，指對於醫學和醫者的科學理解，指對於醫療和疾病的應對思路，指對於看病和抗病的正確方法。維護健康，惜護生命，始於自我，內因（健康素養）是正能量。眾多的事實表明，提升健商和醫商刻不容緩。

1. 全球四件大事的啟示：健康素養

① 美國戰後重建醫院

二次大戰後美國耗費鉅資開建不少醫院，購買許多設備，培養專科醫生，但後來發現，國民的人均預期壽命的增長不如人意。

在上世紀 70 年代開始美國重視健康素養的觀念，美國健康衛生機構全方位致力於提升國民健康素養，甚至在醫、護學生的教育中也加入了實施健康素養的培養。堅持多年後，人均預期壽命果然出現明顯增長。長期來國民健康素養方面的顯著進步，提高了美國人民的健康和生活品質。

② 英國 MMR 疫苗事件

1997 年英國一位醫生在沒有充分證據的狀況下寫了一篇文章，質疑 MMR（麻疹—風疹—流行性腮腺炎預防疫苗）接種與幾名兒童患自閉症有關。以後幾年科學家為此深入研究，完全否定了這種懷疑，並證明 MMR 疫苗非常安全。

但是此後在英國居然發生了民眾大規模抵制使用 MMR 疫苗。十多年來，隨著 MMR 疫苗接種的比例大幅下降，麻疹、風疹、流行性腮腺炎東山再起，重新開始流行，死神再次降臨。儘管這個寫誤導文章的醫生被取消醫生資格，那篇假論文被學術期刊撤稿，但是，在醫學發達的英國，在全球最早發明疫苗接種（預防天花）的英國，因為對於疫苗預防接種的認識不足，付出了一代兒童健康的慘重代價！僅去年一年，全球就有 13.6 萬人死於麻疹。

③ 西非埃博拉疫情氾濫

埃博拉病毒感染是一種引起人類和靈長類動物產生出血熱的烈性傳染病，死亡率很高。幾年前一波埃博拉疫情從西非氾濫到全球，起源於幾內亞一位女嬰被果蝠叮咬導致埃博拉病毒感染後死亡。疫情的開始從她家人到村民，後來氾濫國外。一年多時間內僅西非就有 1 萬 9 千人得病，其中近 4 成死亡。

原來當地葬禮習俗是為死者洗身，要同死者接吻道別。很明顯，疫情氾濫主因是民眾不知道該病毒的傳播主要通過直接接觸。

④ 中國愛滋病兒童被驅離

在四川省西充縣某村，2014 年曾經發生 200 多村民（包括他爺爺在內）欲將村裏一位攜帶愛滋病病毒的 8 歲男童驅離出村。為此聯合國愛滋病規劃署發表聲明稱：「羞辱和歧視是阻礙愛滋病防治進展和終結愛滋病的最大障礙」，「無知和恐懼還在繼續給愛滋病病毒感染者帶來災難性的後果」。村民們不懂得，愛滋病病毒不會通過直接接觸而傳染。部分國人對愛滋病基本知識的無知令人歎息。

2. 明星英年早逝的啟示：健康素養

① 電視劇明星

因扮演內地電視劇《紅樓夢》中主角而一舉成名，後來通過經商成為身家上億元的富姐。2006 年她已經感覺到胸部不適。拖拉 7 個月後才去求醫檢查，發現乳腺癌，但是不願手術。吃中藥兩個月，病情沒有馬上好轉，又放棄了正規治療，決意落髮出家。3 個月之後離世，終年 41 歲。

② 香港名歌手

很早檢查後發現患上子宮頸癌。三年期間一直沒有積極治療。病情發展到晚期，身體已經很差，仍然費盡心力，連續開告別演唱會。之後冬天又去日本拍瘦身廣告，穿少受寒，嚴重感染。不久因肺部感染和肺功能失調而逝世，是年 40 歲。

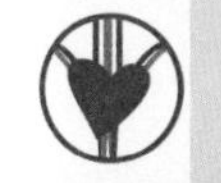

③ 內地流行女歌手

曾經在北京奧運會閉幕式上、多部電影、電視劇中和中央電視台春節聯歡會上演唱。2011 年被診斷為乳腺癌，經過手術和化療後病情好轉。2013 年再投入緊張的演藝生涯，每月有一半以上時間在外演唱，有時甚至一天行走三地唱歌。有幾次演出後嘔吐、咳血，但沒有引起警覺。2015 年乳腺癌復發去世，年僅 33 歲。

她們要麼在疾病早期沒有給予重視或沒有及時檢查，要麼疾病診斷後沒有認真看病也沒有努力應對，要麼疾病發展過程中沒有積極配合治療，甚至勞累、受寒，使得疾病復發加重或導致併發症。

在一聲歎息之後，我們不得不把目光集中到：健康素養。

3.TIH 相比 NIH 的啟示：健康素養

NIH（National Institutes of Health），即美國國立衛生研究院，是美國最權威的醫學健康研究機構，建於 1887 年。TIH（Toilet in Health），即衛生間健康。把互不相干的兩個縮寫相近的英文詞放在一起比較，是一個玩笑，其實為了表達：有時小小的衛生間健康的重要性不亞於大大的國立衛生研究院。

時間回到 1989 年，一位前中共領導人患心肌梗塞，經積極救治後病情有明顯好轉。因在病床上解不出大便，他就上了衛生間。由於用力屏大便導致再一次大面積心肌梗塞，搶救無效，不幸逝世。慘痛的結果告訴我們：這一次 NIH 輸給了 TIH。

其實，衛生間一直是發生健康問題和傷害的是非之地。據統計，全球老人因跌倒造成傷害的人數每年近四千萬人，其中衛生間是跌倒最頻繁的區域。知曉衛生間健康無疑是健康素養中一個部分。

4. 國共四位領袖的啟示：健康素養

比較了國、共兩党的老一輩領袖的健康和離世狀況：

周恩來：1976.1.8 逝世，77 歲，因膀胱癌、大腸癌；

毛澤東：1976.9.9 逝世，83 歲，因運動神經元病、肺源性心臟病、心肌梗塞；

蔣介石：1975.4.15 逝世，88 歲，因肺部感染、心臟病；

鄧小平：1997.2.1 逝世，93 歲，因帕金森氏病併發肺部感染、呼吸循環衰竭。

周恩來於文化大革命期間，在極其困難的條件下工作，身體過勞，心理壓力巨大，患膀胱癌後治療不及時，並繼續勞累地工作。

毛澤東在文革的複雜形勢下，既為中蘇美戰略關係操心，又因接班人問題煞費苦心，壓力大心情差。醫療上他常有自己的主意。慣於晚睡晚起，床上辦事看書，吃大肉，常吸煙……。

蔣介石生活上比較養尊處優，每天有固定作息時間表，早起早睡，飲食較為健康，常常健身，家居快樂。

鄧小平三落三起，心態平和，樂觀豁然，懂得休閒放鬆和健身練腦，家庭和睦幸福。長期吸煙，但能聽從醫生的勸説，晚年以堅強毅力戒煙。

出生並成長於不同地域的四位領導人都有好的保健醫生和一流的醫療條件。他們健康和壽命的差別，這裏只是比較五個後天的相關要素：1）工作勞累；2）心理壓力；3）生活習慣；4）家庭幸福；5）與醫生合作。結果顯示，一定程度上與五個要素有關，也與健康素養密不可分。

5. 健康素養是維護健康的正能量

① 定義

健康素養（health literacy, HL），對很多民眾而言，是個新名詞。它是指個人獲取和理解健康資訊，並運用這些資訊維護和促進自身健康的能力。包括基本健康知識和理念、健康生活方式與行為、維護健康的基本技能。

② 內容

人健康與否，有遺傳因素、自然和社會環境因素。但有一個很重要的因素：健康素養，必須引起高度重視。它由三個環節組成：

1）對於基本健康知識及理念的正確接受和全面認識；

2）對於健康生活方式與行為的深入理解和真正掌握；

3）對於維護健康的基本技能的實際運用和長期堅持。

提升健康素養，就是使大眾具備獲取、理解、處理基本的健康資訊和服務並做出正確的健康決策的能力。

③ 意義

健康在廣度上覆蓋了人生的每個階段（兒童、青少年、中年、老年）和疾病的每個階段（病前、病中、病後），在深度上包括了空間、內涵、方式、途徑等多個方位。對於每個人的健康而言，健康素養如同推動高鐵疾馳的電源，使得航機飛翔的燃油一樣。提高健康素養最終聚集為影響健康的正能量。這樣的健康素養是實實在在掌握在自己手中，又實實在在發揮功效的綜合能力，也是身心靈最重要的潛能之一。有專家研究發現，健康素養對每個人的健康水準的影響力佔到 60%。

6. 健商和醫商

健商（HQ），是健康指數（health quotient）的縮寫，指一個人具備的健康意識、健康知識和自我管理健康的能力。健商是健康素養一個重要的組成部分。相對於人們努力追求的智商和情商來說，健商同樣是人類一種基本和重要的素養。

本書提出了「醫商」（medical quotient）的概念。注意，這裏不是指以商業模式提供醫療服務（medical providers）。如果說健商主要指維護和管理平時健康的能力，那麼醫商強調的是病時抗病和看病的能力。醫商的主要地基是認識和懂得有關人體和疾病的一些基本知識，認識和懂得醫療進行及醫者操作的一些基本思路，並且把這一些知識和思路轉化為自己的能力。

健康素養中兩棟大廈：健商和醫商，缺一不可。大眾應當把提升健商和醫商作為維護真健康的必由之路，作為在漫漫人生中必須不斷補充的正能量。

作為醫生，理應當此重任，協助大眾：讓醫學不單單是醫生的醫學，也成為大眾的醫學；讓醫學知識不單單是醫生的知識，也成為大眾的知識。

7. 重視健康素養越早越好

health literacy 一詞，最早出現在 1974 年一篇論文中。其後多年間，國際上越來越多的健康教育機構開展有關健康素養方面的研究，不僅促使一些國家對提高國民健康素養工作的重視，而且把此作為國家發達的一個重要標誌，制訂了相關國家政策。2005 年召開第六屆世界健康促進大會，通過《全球健康促進的曼谷憲章》，把提高人們的健康素養作為全球健康促進的重要行動和目標。

① 美國的認識

美國分別在 1992 年和 2003 年開展了兩次全國範圍內的成人健康素養調查，並制定和調整了一系列公共衛生政策。2010 年美國制定了《改善健康素養國家行動計畫》，確定了一系列目標和策略。美國政府各級健康衛生機構都把提高健康素養作為一項主要工作來抓，並積極開展健康素養的促進活動，美國的家庭醫生制度為此提供了有力的保證。

② 中國的認識

2007 年初我國公佈的《國家人口發展戰略研究報告》中指出，把「提高全民健康素養」列為建立公共衛生體系的戰略目標之一。2008 年衛生部發佈了《中國公民健康素養——基本知識與技能（試行）》，將大力推行公民健康素養基本知識與技能，不斷提高公民的健康素養水準作為提高全民健康水準的基本保障和主要任務。中央財政安排了專項資金，2008 ～ 2013 年三次開展全國城鄉居民健康素養監測。2013 年開始執行《全民健康素養促進行動規劃》。

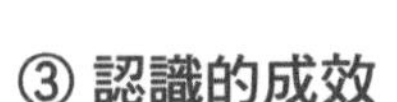

③ 認識的成效

起步較早的發達國家，經過提高國民健康素養方面的很多年努力，成果怎麼樣呢？英國調查並統計近十年五大老年病發生狀況，美國分析了近十多年腫瘤的發病率和死亡率，都發現有下降趨向。分析其原因，相當程度上得益於提升健康素養的努力。更多的人改善了飲食和生活方式，警惕疾病的危險因素，認識疾病和藥物作用，懂得保持健康的生活和愉悦的心態，學會一些醫學基本知識。十多年來西方發達國家提升健康素養的努力，已經卓有成效。

8. 提升健商和醫商刻不容遲

健康事件頻頻發生，看病難，醫患關係的緊張，有些疾病發生率、死亡率上升，有些人英年早逝……都與健康素養不足相關聯。人們越來越認識到健商和醫商對於健康的重要性：這是掌握在每個人自己手中實實在在的綜合能力，它是提升每個人自身健康水準的正能量。

我國監測結果顯示，2013 年城鄉居民健康素養水準只有 9% 多一點，2017 年有 14%，逐年上升。不過，總體仍處於較低水準，且提升速度緩慢，與發達國家相比有較大差距。

據國家食品藥品監督管理總局近期公佈的城鄉居民安全用藥問題調查結果顯示，有 69% 的受訪者看不懂藥品說明書，36% 在自我藥療時出現過失誤，其中 26% 表示因此耽誤了治療。監測結果意味著，國人的健康素養不樂觀。

《全民健康素養促進行動規劃》提出，到 2020 年全國居民健康素養水準提高到 20%。顯然，儘快提高公民的健康素養，是提升國民健康的需要，已經成為政府、社會和全體百姓刻不容遲的任務。

但是不要忘記：大眾才是提升健商和醫商的主動者，才是健康素養低下的第一責任人。總而言之，維護真健康的原動力是你自己。

3-02 作主健康的原動力：自助和自醫

☆ 真健康究竟靠誰？較多的說法是聽天、由命、信機。所謂天，「天使」，指醫生或醫療機構。所謂命，基因，來自爹娘，命中註定。所謂機，乃科技發展帶來診療方面機械、材料、設備的更新。本課從醫生、基因、科技三方面，結合有關知識和實例，讓我們懂得，維護真健康的原動力是自我管理。作主健康，並非充當自己的醫生，而是幫助醫生，最終也幫助了自己。

1. 醫生決定我的健康、長壽和治病嗎？

提到健康，首先會想到醫生和醫院。對於健康，不少人會發出這樣的疑問：

問題一，身體好好的何必急於考慮健康問題？

問題二，生了病除了靠醫生我還能靠誰呢？

問題三，「白衣天使」不就是負責我們健康的嗎？

這些問題基於如下兩個片面認識：1）不生病就沒有健康問題；2）我的健康取決於醫生。

人體從生、老、病、死，經歷量變到質變的過程。絕大多數人不生病（或生病前）的時期要遠遠長於生病的時期。所謂不生病時期大致可以分為三個時段：1）健康期；2）亞健康期；3）疾病前期。

健康期保持的長短，相當程度上取決你自己。亞健康期的量變已經離質變（生病）不遠了，為了減緩量變，你自己的保養和經營十分重要。至於疾病前期，其實已經生病，只是症狀很輕，不易察覺，或者處於疾病的潛伏期。如果能夠早發現早看病早治療，勝券可能操在你自己手中。

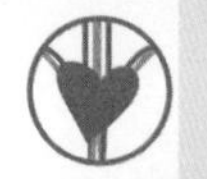

2. 生了病單靠醫生遠遠不夠

生了病，找醫生來診治，天經地義。不過，即便到了生病時期，單單依靠醫生也遠遠不夠，病人自己或家屬的作用十分重要，不可缺少。生病各個階段做得不好或不夠好，都會導致嚴重後果。

① 疾病診斷前

沒有及時發現或沒有予以重視，丟失治療最佳時機，導致疾病從早期進入中期或晚期。

② 疾病診斷後

沒有認真看病或努力應對，沒有比較和選擇最合適的處理方法，沒有進行和完成正規治療，導致疾病繼續發展，由輕加重。

③ 疾病治療中

沒有積極配合醫生，導致治療效果不理想或無效，甚至出現毒副反應。

④ 疾病發展中

掉以輕心，不夠重視，加上勞累、重壓、受寒、意外等其他因素，火上澆油，導致疾病複發、惡化或發生嚴重的並發症，甚至不可逆轉。

3. 醫生並不是「天使」

長期來受老舊的健康模式影響，平時不關心健康，輕病時不重視不看病，重病時又全盤依賴醫生。而忙碌不息、疲憊不堪的醫生則孤軍奮戰，全責承擔病人的健康和治病。好像老牛拖破車，一旦走得慢，或者有閃失，輕則一記鞭子，重則幾棒亂棍……，怎麼走得快？

人們尊重醫護工作人員，稱他們為「白衣天使」，本理所應當，無可厚非。但是現在有這樣的偏向：在履行職責方面把醫生拔高為包治百病的「天使」；在承擔責任方面又把醫生貶低為奪人性命的「魔鬼」。醫患之間處於這樣的兩極思維和零和博弈（zero-sum game）：要麼必須手到病除，必須百分之百完美；如果未達理想效果，那就無限上綱，十惡不赦。這樣，醫和患的一加一肯定小於二，對於診病治病帶來的損失，是不言而喻的。

醫生是人不是神，從來不是什麼「天使」。這樣説，並不是否定醫生在診病治病中的重要作用，也不是病人懂得一些醫學知識後可以自己看自己的病。而是強調醫患之間如果緊密合作成為戰友，結果將會一加一大於二。

無法把握別人，但是可以把握自己。在對醫方不明白不確定，或者醫患關係不正常不確定的狀況下，發揮病患這一方的積極作用，才是你能真正可以掌控的正能量：怎樣得到充分的健康資訊？怎樣確立正確的健康理念？怎樣提升自己的健康素養？怎樣學會看病求醫？……學一學做自己的健康天使，不管從什麼時候開始，都為時不晚。

4. 基因決定我的健康、長壽和生病嗎？

對於健康，不少人還會發出這樣的疑問：

1）健康不健康在娘胎裏早定了，我有什麼辦法呢？

2）我爸吸了 60 年煙，活到 80 歲，我吸煙怕什麼？

3）什麼病都與基因有關，我無能為力？

把健康與基因劃上等號，把健康、長壽和疾病全部歸功於或歸罪於基因，十分片面。

雙胞胎是基因最接近的兩個個體。科學家把長期生活在不同地區、不同環境和不同方式的 40 對雙胞胎（3 歲～ 74 歲）作為調查對象。在研究中發現，生活方式的長期不同使得他們的行為方式發生一些不同，與那些生活在一起的雙胞胎們相比，不生活在一起的兩位雙胞胎之間的健康和壽命也有較多差別。原因可能是，不同的生活方式導致機體內甲基化過程改變。雙胞胎研究表明，健康並非完全決定於基因。

端粒（telomeres）是染色體末端一小段 DNA—蛋白質複合體，DNA 每次分裂複製，端粒就縮短一點。一旦端粒消耗殆盡，細胞便走向凋亡，所以端粒長度也被稱作細胞壽命的時鐘。美國諾貝爾生理獎得主布蘭克（Elizabeth H. Blackburn）在一些研究中發現：人承受外界壓力會使端粒變短；而一段時間的安靜和靜坐，會使得端粒變長。結果提示，心態和生活方式的改變可以影響基因，從而導致健康狀況的改變。

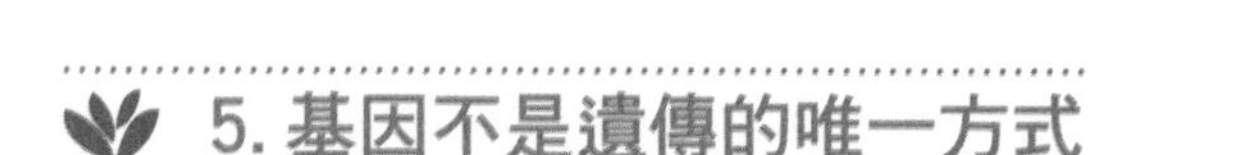

5. 基因不是遺傳的唯一方式

基因是生命的遺傳物質，也是決定生命健康的重要的內在因素。基因是 DNA 上有遺傳效應的片段，一個 DNA 分子上有多個基因，蘊藏著遺傳信息。DNA 長鏈中鹼基對的排列順序千變萬化，所以使得基因足以儲存大量的遺傳信息。基因精確複製，並隨細胞分裂而分配給子細胞。可見本冊 2-01。

近期科學家發現基因並不是把遺傳信息從父母轉給子女的唯一方式。後天生活和環境的不少因素，如飲食、壓力、污染物質（農藥、殺蟲劑、燃料、塑膠等），都可能在 DNA 序列之外造成改變，從而影響健康引起疾病。令人驚訝的是，這種改變有時還可以遺傳給後代。為了區別基因的遺傳（內遺傳），稱它為外遺傳（epigenetics）。

6. 與基因有關的疾病中基因也不是唯一因素

不錯，大部分疾病與基因有關聯。與基因有關的疾病主要有下列三類。

① 第一類，單基因病

一對等位基因的先天缺陷導致疾病，從父母處遺傳獲得或在母親妊娠時遺傳物質異常而導致，如白化病、色盲、β- 地中海貧血、血友病、先天性聾啞等，單基因遺傳病種類雖然多，但發病率卻很低。

② 第二類，多基因病，或多因素病

疾病的發生受兩對或以上等位基因和環境等多種複雜因素的共同影響，多基因與環境之間相互作用最終引起疾病。大多為常見多發的慢性疾病，如哮喘、心臟病、糖尿病、消化性潰瘍、原發性高血壓、精神分裂症等。

③ 第三類，基因的後天突變

基因受射線輻射、細菌病毒感染、化學物質或物理因素的作用，導致 DNA 結構上發生鹼基對的組成或排列順序的改變。可能引發的疾病，多見的如癌症。

以上除了單基因病外，其它第二、第三類與後天和外界因素密切相關，基因只是發病一個環節，但並非唯一的決定因素。

7. 有易感基因不一定生病，沒有也不一定不生病

在上述第二類中，一些人的體內具有易感基因，導致對於某種疾病的易感性。這裏包括有發生率較高的不少常見病多發病，要予以重視，但也不必憂心忡忡。我們必須懂得，具有疾病易感性，僅僅是一種可能，不一定生病。

① 易感並非必感

環境因素很重要，遺傳和環境因素各自都超過一定閾值才會發病。

② 易感是相對概念

即比普通人患病的機率高一些，如採取積極的干預措施，還是可以有效地避免發病。

③ 多基因病發生受到多個易感基因和多個外界因素影響

發病過程非常複雜，至今尚未完全清楚。

④ 沒有易感基因並不代表不會患病

沒有易感基因的普通人，在生活中仍需注意避免外界各種有害因素的影響。

8. 基因有問題後天也可改變

科學家已經在一部分女性身上發現有兩個基因突變與乳腺癌、卵巢癌的發生有關：1 號基因（BRCA1）位於第 17 號染色體；2 號基因（BRCA2）位於第 13 號染色體。BRCA1/2 是具有抑制乳腺癌、卵巢癌等惡性腫瘤發生的好基因。如果這兩種好基因有突變的家族傾向，患乳腺癌和卵巢癌的風險分別會達到 50% ～ 85% 和 15% ～ 45%，高於常人十倍以上。而且發生乳腺癌和卵巢癌的年齡大致在 40 歲和 60 歲之前。

好萊塢紅星朱莉（Angelina Jolie）在 2013 年突然宣佈已經做了預防性的雙乳房切除術，轟動美國。2014 年正式放棄表演事業。2015 年又預防性

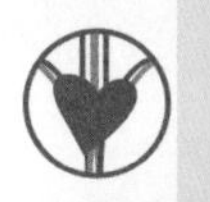

切除了卵巢和輸卵管。原來，朱莉的媽媽因卵巢癌在 56 歲去世。檢查發現朱莉遺傳了家族性突變的 BRCA1 基因，一生患乳腺癌和卵巢癌的機率高達 87% 和 50%。為了避免家族性基因突變導致發生癌症的高風險，朱莉選擇了預防性切除。

通過後天採取積極的干預措施，應對先天帶來的缺陷，可以有效地避免發病，或大大地減少可能的發病風險。

儘管關於這樣的預防性干預措施是否必要進行眾說紛紜，不過有一點可肯定：隨著醫學的發展，基因即便有問題後天也可予以改變，以避免疾病發生。

9. 長命百歲有沒有秘密基因？

2010 年荷蘭萊頓大學的科學家發現，30% 百歲老人體內存在一種長壽基因。該基因可使人免遭抽煙、壞食品等帶來的負面影響，能將患癌症、心臟病等疾病的時間推遲三十年。他們還認為：並非是長壽者體內的致病或衰老基因比常人少，而是他們擁有其他基因能阻止這些基因啟動。

日本慶應大學的科學家認為壽命主要取決於遺傳。他們提出了用家族的壽命來計算人的參考壽命，即父母、祖父母和外祖父母六個人的死亡年齡相加，取其平均數值。

令人遺憾的是，持基因決定論的科學家至今仍無法弄清所謂長壽基因的工作機理。所以他們的觀點經常遭到反對。

110 歲或以上為超級老人，目前全球約 300 人，美國 60 人。《美國公共科學圖書館期刊》（PLOS One）2014 年底報導，美國斯坦福大學科學家對 17 名超級老人作了調查研究。經過基因圖譜對照研究後，在超級老人身上都沒有發現什麼與長壽有關的、與常人不同的基因。

如果形象地將人的壽命比作一個三角形面積，遺傳（基因）因素是三角形的底邊，環境因素和生活習慣因素是另外兩邊。假定底邊（遺傳因素）穩定不變，那麼就應當努力使得其它兩邊延長，才可以使三角形面積增大，這才是延年益壽之道。你不可能改變與生俱來的基因，但你可以通過改變生活習慣等因素，而改變自己的命運。

10. 機械決定健康、長壽和治病的嗎？

對於健康，還有不少人，特別年輕人會發出這樣的疑問：

1）可穿戴設備已為健康提供了保證，科學的發展才是我健康唯一的推力吧？

2）醫療進一步網路化、智能化、機械化，遲早醫生要失業了？

3）以後器官都能夠人工製造，我現在怕什麼？

近期可穿戴設備（wearable technology）風靡全球，受到年輕人熱捧。有位名人說，30 年後醫生將失業。在社會上引發爭論。

智慧醫療設備的發展已有一些時間，近期加上了互聯網思維，可穿戴健康醫療設備問世了。市場上推銷的商品不少：智慧手錶、智慧手環、電子T恤、電子杯、意念控制輪椅、盲人可看眼鏡、心電T恤（帶有感測器還能自動報警）、血糖儀……。其功能分別為：量血壓、測心率和心電圖、計算步行距離、測量血糖、測量深度睡眠時間等。

機械真的能像廣告上說詞那樣，改變人類的命運，決定人體的健康？可穿戴設備對於健康有多大價值呢？

11. 新技術對於健康的價值和影響有待發展

診斷疾病的全過程，從採集病史、查體、實驗室檢查、特殊檢查，到綜合分析、討論、再檢查再分析、會診、住院檢查、手術探查……。

在以上各步，可穿戴設備目前只能進行查體和檢查中為數不多的幾項。而且其臨床價值也不確定。可穿戴設備對健康醫療的應用目前還是局限在：對特定用戶有些特定功效（嬰、老、孕），對一些特定病人隨訪觀察、遠端監護（如糖尿病、心力衰竭、心律不齊、高血壓、肺病等）。

所以對其作客觀的評估如下：

其一，用於較少部分檢查項目，有一定參考意義；

其二，作為科技創新產品，流行時髦，商業價值大於實用價值；

其三，缺失醫院服務，無法進入看病環節，如何解決路漫漫。

有關人工智能對於醫學的影響，將在本系列《知看病真相》一冊中再述。

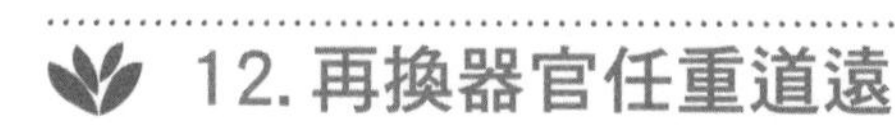

12. 再換器官任重道遠

再生醫學（regenerative medicine）通過加入材料、電腦和工程學等學科的原理和方法，研究和開發用於替代、修復、重建或再生人體各種組織器官。它為人類面臨的大多數醫學難題帶來了新的希望，如心血管疾病、自身免疫性疾病、糖尿病、惡性腫瘤、阿爾茲海默病、帕金森病、先天性遺傳缺陷等疾病和各種組織器官損傷的治療。

所謂克隆（clone），將幹細胞技術和組織工程結合起來，把人胚胎幹細胞分化成的細胞種在生物支架上，得到人造組織和器官。再把體外培養得到的組織或器官移植到體內。關於幹細胞，20 世紀初就有科學家提出這個概念，直到 1963 年才首次通過實驗證實幹細胞的存在。又經過 50 多年研究，有了現在的認識和進展。

器官再生要經歷：人體器官移植——人工製造組織和器官——動物器官克隆——人體器官克隆，這樣漫長的研究和發展過程。幹細胞研究和再生醫學還處在初期階段，從動物到人體，從實驗室到臨床，從體外到體內。還要經歷臨床試驗長期的考證和評估。離常規應用還有較長一段路要走。

坐等器官再生成果嗎？我們的認識是：

其一，人不是簡單的機械組裝，是一個複雜的生命機體，製造和安裝一個新器官並不容易，任重道遠；

其二，疾病和健康往往有個日積月累的長期過程，維護健康和治療疾病中大部分工作不是單單換一個器官這麼簡便單一；

其三，漫漫無期地等待著別人的工作和科學的進展，還不如依靠自己，把握當下，努力經營好自己的健康。

13. 健康究竟靠誰？——自我管理

世界衛生組織的研究報告認為，健康有四大決定因素：

一是生物學因素（指遺傳和心理）：佔 15%；

二是外界環境因素：其中社會環境佔 10%，自然環境佔 7%；

三是醫療條件：佔 8%；

四是個人行為、生活方式的影響：佔 60%。

以下分析各項因素。

① 生物學因素

雖然遺傳來自父母，但是心理心態是自己能夠調整和改善的。

② 外界環境因素

雖然無法改變，但是其中不少因素可以離開、避免或者預防。

③ 醫療條件

包括醫療機構、醫療設備、醫生等，雖然自己無法控制，但是在求醫看病各個階段中自己的作用也十分重要。將在本書的《知看病真相》一冊中再述。

④ 個人行為、生活方式

改善或改良牢牢掌控在自己手中。以後在本書的《知益壽真相》一冊中討論。

這樣，在影響健康的四大決定因素之中，你自己其實佔有多大的比重，不是一目了然嗎？

健康究竟依靠誰？

不靠「天使」的醫生，因為醫生無法全方位全時段保障你健康；

不靠「命中註定」的基因，因為基因不是唯一的決定因素，健康受後天很大影響；

也不靠新發展的科技，因為它們功效有待發展，瓶頸不少，人不是簡單的機械組裝。

健康究竟依靠誰？

健康主要靠你自己，以自我管理為主，這是維護真健康的原動力。

你才是你健康問題的第一責任人。

你才是自己的首席健康執行官。

你才是自己真正的健康天使，但是要配上飛翔的翅膀：健商和醫商。

14. 健康究竟靠誰？——不做自醫，必須自助

提升健康素養，提倡自我管理健康，並非自醫，並非自己充當自己的醫生。另外一個傾向——「求醫不如求己」，不可為，也無法為。

一位可以有看病資格，大致能夠應對一些常見病多發病的醫生，首先必須辛辛苦苦地完成 6 ～ 8 年的醫學院念書、實驗、見習、實習……，還要努力力經歷 3 ～ 5 年的住院醫師磨練。如果要成為一位有些臨床經驗的專科醫生還得化上 5 年以上的刻苦鑽研。在國內外都是如此。請問，你有沒有必要，去學醫為自己看病？

醫學這幢華廈高達千百層，必須一級一級樓梯向上爬，沒有電梯可以輕鬆直上。但是，如果能夠化不多時間，費不多力氣，攀上到三、四樓，到七、八樓也不是很難的事。必能提高自己的健商和醫商，提升自己維護健康、養生益壽、懂病抗病的能力。這樣，在平時維護健康中，正方向、有方法、生成效。在病時抗擊病魔中，成為醫生的戰友，幫助醫生，最終也幫助了自己，抗病的勝算必定大增。

不做自醫，必須自助。

3-03 作主健康的必由路：知識和力量

☆ 健康教育和健康傳播是健康知識的主要來源。廣大民眾面對五花八門的健康資訊，當務之急要學會去偽存真，大海撈金，獲取真正的知識。自媒體和新媒體的主要問題是失真。媒體在健康知識的傳播中必須堅持正確性、科學性、實用性、通俗性。這是維護真健康的必由之路。對於知識，大眾要做好篩選、獲取、理解、運用四個環節。知識只有化作能力，才能成為力量。

1. 健康知識從何而來

健康教育和健康傳播是健康知識的主要來源。提高每一個人健康素養有兩條腿，學時的健康教育和平時的健康傳播。它們是健康素養，包括健商和醫商的主要來源。

① 健康教育——健康素養的前期啟蒙

與過去相比，在中小學教育和大學通識教育中，甚至在幼稚教育時，課程中開始大幅增加健康和保健方面的教育。從娃娃抓起，從啟蒙教育開始，從小把健康保健知識傳授給學生，確實是提升健康素養一項基礎性工程。

健康教育方面香港做得早做得好。近年來內地也跟上。令人欣慰的是，隨著新一代的成長，健康素養的提升完全可以期待。

② 健康傳播——健康素養的後期補養

不過，更艱巨的工作是對廣大成年民眾進行健康傳播。原因有三：

1）從前的教育課程中健康方面的教育不足，受老舊健康觀念的影響較多；

2）目前不少人對健康的重要價值和健康的正確理念還不清楚或不完成清楚；

3）社會上有關健康的資料和資訊如潮水般湧來，讓人無所適從，難辨真假。

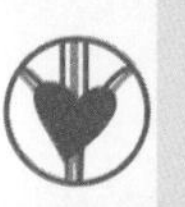

讓更多的民眾充分獲取、瞭解和利用有關健康的資訊，有助於指導和說明大眾在日常工作、生活中正確處理經常遇到的生理、心理和環境等問題，養成健康的行為、習慣和生活方式，提高人們維護自身的健康的能力。這是媒體和出版工作者義不容辭的使命。

2. 當務之急：假資訊偽知識害人命

提升健康素養首要的事是正確獲取有關健康和疾病的基本知識。如今相關資訊只用手指點劃便如潮湧來，為醫療知識的傳播打開方便之門。但是其中假資訊和偽知識多如牛毛。有時還隱藏著商業目的及騙人陷阱。有關健康、養生、疾病的資訊失真，使得維護健康、養生益壽、就醫看病無所適從，迷失方向，甚至危及生命……。下面舉幾例。

① 排毒教父

來自台灣地區有位「排毒教父」，曾出書《無毒一身輕》，風靡兩岸。他宣揚放棄正規醫學治療，吃「排毒餐」可以除病；還用「一根筷子測量法」治病。他假造美國大學學歷，無行醫資格，坑騙病人多名，其中 3 人死亡。2008 年在台灣被判刑。

② 喝綠豆湯吃活泥鰍治病

2009～2010 年某人的「綠豆治百病大法」在內地迅速竄紅。社會上以「喝綠豆湯、吃活泥鰍」來治病，大行其道，甚至引發市場綠豆漲價。

其後這種食療理念遭到專家質疑，某人被揭學歷造假（下崗工人被包裝為中醫大師），非法行醫（300 元的門診號已經掛到幾年後了）。

③ 雞血療法

上個世紀六十年代在內地流行一種雞血療法：用新鮮的雞血注射到人體中，用來治療和預防多種慢性病，包括高血壓、偏癱、不孕症、牛皮癬、腳氣、脫肛、痔瘡、咳嗽等。這個所謂的治病秘方，流行數年之後，發生多起嚴重不良反應和死亡的病例，終於停止使用。

④ 前蘇聯的長壽騙局

上世紀 30 ～ 40 年代在前蘇聯有位醫學教授，作出了一個離奇的論斷：「創造共產主義新人，能夠活到 150 歲高壽」。他的方法便是打血清和用蘇打水灌腸。舉國上下，打血清、灌腸，搞得風風火火，他自己也獲頒了史達林勳章。

這位醫學家自己僅僅活到 65 歲。他去世後，發現那些用過打血清和蘇打水而健在的所謂「百歲高壽老人」，大多是假報了出生日期的一般老人。假資訊造就的醫學神話，以世上最大的醫療騙局而收場。

3. 主要問題：自媒體和新媒體失真

目前網上和手機的資訊傳遞中，最大量的是有關健康和疾病的資訊，在來源中，新媒體和自媒體也位居前列。網路、手機傳播的資訊多、快、方便，確實是傳播方面技術上極大的進步。但是，最大的問題是：真實性？

① 黑土壤缺少耕耘

好像荒土上滋長野草毒花，各種謠言和不實資訊一茬接一茬，防不勝防。沒人耕耘（自律），很少鋤草（監督），野草毒花常常淹沒了青草鮮花。與紙質媒體和電視電台等媒體相比，自律機制缺失，監督難度很大，處理罰款輕微。

② 放大鏡誇大其事

標題黨無內容，為博眼球，博點擊；舉一成三，誇大失真，聳動刺激；小題大做，無事生非，嘩眾取寵……屢見不鮮，層出不窮。微信透露：每天接到大量涉及不實和謠言的投訴，其中虛假的健康、醫療資訊佔多。

③ 小天地狹隘封閉

擁有共同背景和共同思維方式的人聚集同一個群，傳遞和分享著有共同情緒和共同喜好的資訊。微信作為是一種定向傳播工具，假如不加思考、討論，也不與外界資訊交流，封閉性和偏激性較大。

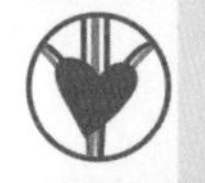

④ 擴音器輻射擴散

資訊在短時間內傳播更多人，會呈現輻射性資訊擴散。與此同時，不真實的資訊也會如此。

⑤ 商業化黑稿氾濫

必須指出，不少自媒體已與商業利益捆綁，採用養號、吸粉等方式，使用黑稿控制輿論，甚至泡制、傳播不實的慫動資訊，以達到商業目的。

4. 提供知識：媒體必須堅守四性

對於媒體，特別保健媒體來説，十分重要的是，在健康傳播中提供的健康資訊和知識必須堅持四性。

① 正確性

獲得的健康和疾病資訊比較權威、負責、真實。資訊來源、作者及其專業背景公開透明。如有誇大、過分、傳謠，很容易受到批評和監督。

② 科學性

有關資訊要有科學道理，文出有據，文必説理。允許不同意見，有批評交流，有據理爭論。

③ 實用性

健康理念和疾病資訊有實際應用價值。普及有應用價值的醫學、衞生知識，而不是專業性或理論性很強的內容。立足於化專為普，深入淺出，有利於大眾瞭解和理解。

④ 通俗性

使用大眾容易讀懂並且生動有趣的文字、照片、圖片等形式吸引讀者，直接明白，化專為普，深入淺出，讓讀者喜見樂聞，愛讀易懂。

這四個性對於媒體是不低的要求。儘管讀者漸少，不過報紙、期刊、電視、電台等傳統媒體的優越性仍不容小覷。它們提供的健康知識和保健資訊基本上堅持了上述四性。

讓人慶幸的，現在有更多的醫生、專家用自己的寶貴的時間來寫一些有品質的醫學和健康科普文章，必將促進了上述四性的實現。

站在充斥五花八門健康資訊的浩瀚大海邊上，大眾怎樣把健康資訊轉化為屬於自己的健康素養以及健商、醫商？即如何讓知識成為力量？

大眾對於有關健康保健和抗病看病的資訊、知識，要做好篩選、獲取、理解、運用四個環節。

5. 篩選知識：去偽存真

使用兩招可以提高你識別資訊真假的警惕性。

① 第一招：科學不誇大

醫學步步發展，醫學發展還必須經歷步步驗證，不可能在一個短短的時間內創造出驚天動地的某個神話。如果一種前所未有的偉大發現震動了世界，或一種史無前例的全新方法顛覆了以前長期的傳統，如果這種養生之道或治療方法的成效大得無所不能無所不包——是不是言過其實或誇大吹牛？這種泡泡吹得越大，資訊越不可信。

② 第二招：科學不謀利

醫療行業之中有巨大的商業利益，也是其他不少行業競利逐利的目標。如果該健康資訊直接或間接有關聯於某機構的生產項目或某公司的推銷產品——是不是變相的商業廣告抑或騙人伎倆？與利益攸關的程度越深，資訊越不可信。

科學不誇大，科學不謀利，其實只有一招：相信科學，科學識真。

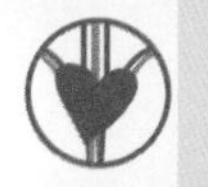

6. 獲取知識：大海撈金

把獲取資訊的主管道從網傳和微信逐步轉向下列三個來源：

其一，合法的保健報刊和正式出版的相關書籍；

其二，政府和權威部門編寫的保健資料和書籍；

其三，權威人士（醫生和專家）發表的文章、出版的書籍、公開的講課、電視和電台上發播的資訊。

三個來源在可信度（有權威）、責任心（有監督）和合理性（有前因後果有來龍去脈）上的優勢是顯而易見的。

民眾不是專業人士，但是為了在知識和資訊的大海裏獲取真金白銀，要關注來源和管道：

1）來自網傳、微信還是來自三個來源——後者可信度大；

2）不具作者名的傳言，或是有作者但是沒有出處（時間、地點、場合），還是有具名作者又有具體出處——後者可信度大；

3）非權威機構主辦、許諾種種利益邀你參加的健康講座，還是權威機構主辦、由你自由參加的健康講座——後者可信度大。

7. 理解知識：不斷學習

健康資訊太多了？醫學道理太深了？養生秘訣太玄了？心平氣和太難了？……

正確的健康資訊不能單單讀過算數，看過忘記。畢竟不像學醫那樣需要苦讀十年八載，但是理解、弄懂、掌握那些健康基本知識，必須不斷學習，摸索鑽研，知難而進。這是你人生的必學課程，為你的生命再做一次學生吧！健康是你自己的，健康素養是你自己的，這個過程誰也無法替代，只有靠你自己。

本書只是提供大眾學習的基本醫學知識的一小部分。多多學習，多多益善。學習無止境，提升健康素養無止境！

8. 運用知識：學以致用

健康素養是一種能力，光説無用，只學不做不行，一定要落實到運用上，切實做到做好。生活習慣、生活方式、人生態度、心態心境……必須糾錯改善。保健方法、養生要訣、求醫之道、自救他救……必須從頭做起，學以致用。對於去偽存真和大海撈金所選獲的正確有效的健康資訊，不斷學習，反復理解，做到學以致用。知識成為能力，成為力量，是最後一環，也是最重要的一環。

中南海前首席主診保健醫生曾經是筆者原來工作醫院的大內科主任，也是筆者尊敬的前輩和師長。他的兒子也是一名醫生，又是筆者在美國醫院工作時的同事。鄧小平晚年曾經在這位保健醫生力勸下做到戒煙，因而減緩了疾病發展。很可惜，那位前輩沒能勸阻自己兒子長期吸煙（20 多年），其兒在美國因病英年早逝，長期吸煙是他發病的危險因素之一。

沉痛的教訓告訴我們：不吸煙是比較普及的健康資訊，如果只是知道吸煙有多大危害的知識，而不去使用，不能做到戒煙，就不可能成為健康的力量。

通過提高身上的健康素養，獲得健康帶來的正能量，進而使接收到的知識成為提升健康的能力，知識成為力量，是自我管理真健康的必由之路。

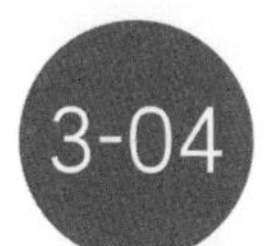

作主健康的巧策略：訣竅和智慧

☆ 有了正向的能量、明白的動力和前行的路徑之後，真健康的自我管理怎麼做法，如何做好？即便你不是醫生，沒有醫術，仍然可以智慧地運用知識把自身健康管理好。本課例舉健康維護中一些實際問題，提出了多管齊下的策略、持之以恆的策略、與時俱進的策略、均衡適度的策略和個體差異的策略，供大家在使用醫學基本知識，維護真健康時作為參考。

1. 策略一：多管齊下——避免單打獨鬥

靈、心、身的健康管理是人生的大工程，林林總總，方方面面，需要多方位維護，缺一不成，「攻其一點不及其餘」的單打獨鬥不行。

平時的健康需要多層次管控。譬如平時的養身，包括生活方式、生活態度、生活習慣等，涉及吃喝拉等，還有科學健身，調整生物鐘，扶養體內元神等。

身體發生疾病，經歷一個複雜的過程，總是由多個環節參與其中，特別是常見多發的慢性病，通常會有多種內因（免疫、基因、體質、平衡⋯⋯）和多種外因（生物、物理、化學、環境、社會⋯⋯）參與其中。

所以管理健康首先要多管齊下和「群起攻之」，有利於健康的事情，每件都要努力去做，可能危害健康的種種因素，每種都要盡力消除。

2. 策略二：持之以恆——避免速戰速決

冰凍三尺非一日之寒。從健康到亞健康，到不健康，從正常到疾病前期，到疾病期，都有一個量變到質變的過程。除了外傷、意外，急病之外，這個過程一般都十分漫長。

以肺源性心臟病為例。長期吸煙，或職業性空氣污染，使得氣管和支氣管反復感染，從急性變成慢性，多年後發展成肺氣腫，漸漸加重了右側心臟負荷，久而久之右心功能不良，便發生了肺源性心臟病⋯⋯。一步步的病理過程可以進行十幾年甚至幾十年。

同樣，化冰融凍不能用一盆熱水解決問題。從健康到不健康漫漫長程，有的可逆（如肥胖），有的不可逆（如上述肺源性心臟病）。不管可逆還是不可逆，不管養身、預防還是醫學治療，都不能操之過急，避免速戰速決。必須懂得，管理健康是一輩子的事，維護健康在人生每個時段都要發力給力。管理只有持之以恆，打持久戰，健康只有長治，才能久安。

3. 策略三：與時俱進——避免刻舟求劍

醫學不斷前進，醫學和健康知識不斷更新。對於相關知識的使用不能刻舟求劍，故步自封，管理自身健康更要與時俱進，推陳出新。對於同一個健康問題，有時新的理念和做法與老的大相徑庭，甚至完全顛覆。例如對於深海魚油的功效評估曆經四十多年變遷，很能説明這個道理。

上世紀 70 年代，科學家在調查中發現格陵蘭島居民患心腦血管病很少，認為與他們吃深海魚和海豹的油有關。後來發現深海魚油中富含兩種 Ω-3 脂肪酸：二十碳五烯酸（EPA）和二十二碳六烯酸（DHA）。

80 年代進而在體外實驗中發現 EPA 和 DHA 有降脂作用。筆者當時在醫科大學作過這方面研究工作，在專業雜志和《科學畫報》上都發表過有關文章。研究成果也獲得相關獎項。

90 年代，深海魚油作為保健食品開始風靡全球，先是國外，後是國內。

2000 年後商業廣告説，深海魚油還能降血壓，治療糖尿病、老年癡呆症……。

2010 年後臨床研究報告不能證實，深海魚油在人體內具有降脂和降心血管病作用。陸陸續續發現深海魚油一些不良作用：容易氧化，造成過多自由基，可能引起脂質代謝異常、免疫系統異常和動脈硬化，甚至可能誘發癌症。

2015 年《NEW YORK TIMES》報道：2005 ～ 2012 年期間對深海魚油 22 項臨床試驗和研究中 20 項沒有效果，甚至有害；僅 2 項研究有效果。但是同期魚油銷量增加 100%，仍有多達 10% 美國人在使用。

很明顯，如果在 2015 年以後仍然使用以前的老資訊和舊知識，刻舟求劍，那麼健康的正能量反成負能量。我們要懂得，醫學和健康上的某種手段和藥品必須經過多年甚至數十年的研究、應用和考驗，才能確定它的成效和風險，並非一蹴而就的。

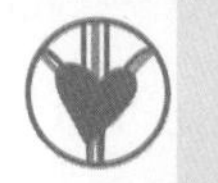

4. 策略四：均衡適度——避免過猶不及

在維護健康和防治疾病上不少問題的回答往往不是唯一的，不能只知其一而不知其二，有時可能還有其三、其四。更不能一個傾向掩蓋另一個傾向，避免過猶不及，要懂得把握分寸。舉以下幾例。

例一，只知道：多吃雜糧、高纖維素食品可以預防大腸癌；不知道：過多進食會引起胃炎。

例二，只知道：CT 是一種檢查器官疾病的精密儀器，一有症狀就去做 CT；不知道：照多了，過多放射可能誘發某些基因突變，而發生癌症的風險，國內外已有報道。

例三，只知道：口服抗真菌藥治療灰指甲療效不錯；不知道：該藥可能損害肝功能。

例四，只知道：心臟支架手術作為一項突破性的技術，是危急時救心的有效方式；不知道：安裝支架有嚴格的適應症，不是每種心臟病都可安裝，安裝後還可能發生並發症。

生命是一個複雜的過程，人體是一架奇妙的特殊「機器」，在維護健康方面，保持平均、平衡、適當、適量十分重要。

5. 策略五：個體差異——避免一視同仁

不少健康和疾病的知識並不是放之四海（對於每個人）而皆準的普遍真理。人類基因 99% 以上相同，就只是那麼一點點的不同，引起了膚色、性別、性格、外貌乃至器官、體質、生病、壽命等天壤之別。所以在維護健康中，要關注不同個體的多方面差異，避免一視同仁。

如糖尿病的血糖變化：對於兒童糖尿病人要注意過高血糖引起酮症酸中毒；但對於老年糖尿病人更要小心低血糖導致的休克。

如爬山：對年輕人是一項很好運動；但對老年人卻很容易使膝關節受傷。

如青黴素治療感染：很多人療效很好；但個別人發生過敏反應會引起死亡。

如心力衰竭用一定劑量洋地黃強心治療：對有些人是治療量，可以改善心衰；但對另些人卻是中毒量，可能引起死亡。

關於正確應對個體差異，不僅是醫術的內容，醫生要懂，同時也是管理自身健康所必須的，大眾也要懂。每個人都不一樣，一把鑰匙開一把鎖。不管在平時或病時，不管用哪種方法來評估和維護健康，觀察和防控疾病，都要問一問或者試一試：是不是合適自己？不能人雲你亦雲，因為很可能人成你不成。你就是你自己，獨一無二的自己。

精準醫療也出於這個道理，將在以後詳述。

3-05 作主健康的全週期：平時與病時

☆ 生老病死的全週期，從健康到疾病經歷六個階段：健康期、亞健康期、疾病前期、疾病早期、疾病中期、疾病晚期。也可以簡單分為平時和病時。不能忽略任何時候的健康問題，惜護生命必須包括平時和病時。平時即發病前，以防備致病因素和維護自身健康為重心，任務是養護生命；病時即發病後，以早期發現和抗病看病，恢復自身健康為重心，任務是保護生命。

1. 生命週期

從人生的全部過程來看，生命週期（life cycle）即生老病死，指人從出生、發育、成長，到衰老、生病和死亡的全部過程。從娘胎到西去，從生存到死亡，生命歷經孕期、嬰幼兒期、兒童及青少年期、成年期、老年期五個時期。每個時期中還能細分為不同的年齡段。

筆者把孕前和臨終這兩個期也分別納入生命週期（見 4-01 和 4-07），出於真健康的理念。

出生後出現的健康問題和有些疾病（遺傳性或非遺傳性）可能來自父母本身或受孕之時。優孕才是生命週期真健康的開端，孕前認真準備，有計劃地受孕（為了孩子未來的健康，而不僅僅為了生幾胎，不僅僅為了生兒還是生女）是維護生命健康的第一步。

身體衰老，重病走向不可逆，踏上臨終不歸路，行將死亡的人生最後階段雖然只有幾周或幾月，在身、心、靈多方面有不少的健康問題需要解決。做好臨終關懷，便是在生命全週期的最後一程維護真健康。

2. 從健康到疾病的六個階段

從健康到疾病的發生、發展、惡化的全部進程來看，生命週期大致可以分成六個階段。

① 健康期，或為疾病低危期

人體雖然處於健康和正常，但是可能導致疾病的內、外的危險因素無處不在，無時不在，不過處於低危險狀態。

② 亞健康期，或為疾病高危期

這些致病的內外危險因素影響的時間增長、強度增高、危險增大，使得機體發生背離健康的變化，但是僅僅限於分子和細胞的水準。沒有明顯的症狀，自己也感覺不到。不健康的問題漸漸加重，並沒有達到真正生病的地步。

③ 疾病前期，或為疾病潛伏期

細胞病理性的變化從量變進入了質變，組織和器官也已經開始了病理的進程，但改變不明顯。自己往往沒有感覺到，現在的檢查手段還無法檢測到，臨床上大部分難以診斷。

④ 疾病早期，或為疾病發生期

組織和器官在結構和功能上的病理性變化達到一定程度，生病已經開始。症狀比較輕微，但病人不易察覺。檢查有些變化，可能檢測到，但容易忽略。

⑤ 疾病中期，或稱為疾病發展期

疾病進程已經發展到一定程度，症狀和檢查都出現明顯變化，容易作出診斷，開始進行治療。

⑥ 疾病晚期，或稱為疾病終末期

治療效果不佳或無效，病變擴展到要害部位，或發生嚴重併發症，造成難以逆轉的多個器官的功能衰退。

上述分期對於慢性病和腫瘤來說比較明顯，不過有時兩個相鄰的期之間，不一定有明顯區分。

對於急性病或大部分傳染病來說，健康到發病的進程很快，甚至難以分為六期。

3. 全球健康態勢的三大變化

人類死亡原因分三大類，一是傳染病、母嬰性疾病和營養缺乏，二是慢性非傳染性疾病，三是傷害。

1990 年到 2015 年間，對 195 個國家和地區進行死亡原因的調查顯示，全球預期壽命從 1990 年的 61.7 歲，上升至 2015 年的 71.8 歲。其中有三大變化：

第一，全球傳染病、母嬰性疾病和營養性疾病造成的總死亡數下降顯著，由 1990 年佔總死亡的 33.19%，降至 2015 年的 20.19%。

第二，慢性非傳染性疾病大幅升高，如多種癌症、缺血性心臟病、肝硬化、阿爾茨海默病等，在總死亡中的比例呈明顯上升趨勢。

第三，人口增長和老齡化讓非傳染性疾病造成的死亡人數持續增加，慢性病的死亡率隨年齡的增長而增加，並將呈持續增加態勢。

4. 零級預防

全球的健康態勢極大影響了人們對於健康管理的認識：

其一，慢性病的發生發展有相當漫長的過程；

其二，慢性病的各種發病因素早在慢性病發生和診斷前就已經開始形成並影響人體了；

其三，慢性病發生和診斷前這個過程也是相當漫長的日積月累的過程；

其四，減少慢性病是減低死亡延長壽命的主要途徑。

這樣的認識就迫切需要我們對於慢性病的防治採取更為積極的行動。

慢性病預防可根據健康和疾病的不同階段，採取不同的相應措施，來阻止疾病的發生、發展或惡化。以往醫學上制定了三級預防措施：第一級預防針對疾病的易感期；第二級預防針對疾病潛伏期；第三級預防是針對發病後所採取的措施。

零級預防是一個新的概念，即在疾病還沒有發生時，危險因素對人體還沒有很大危害時，在我們以為自己完全健康時，就要開始採取相應的健康干預。零級預防比傳統的疾病三級預防更加提前，可以看成是預防工作的關口前移。

5. 平時和病時

所謂生命全週期六個時期，是從健康到疾病進行劃分。也可以用「風險有沒有出現」，「病變有沒有發生」和「身體有沒有衰老」作為尺子，簡單地把生命全週期分為平時和病時兩個時間段。我們必須注意：

其一，第一期（健康期）和第二期（亞健康期）當然是平時，第五期（疾病中期）和第六期（疾病晚期）則為病時；

其二，第三期（疾病前期）雖然屬於平時，其實已經開始有病理改變；

其三，第四期（疾病早期）是病時，但是因為早期，不容易發現和診斷，往往會誤為「平時」；

其四，分期是人為的，實際上有時各期分隔不甚明顯，從健到病是一個量變到質變的漸進過程。

健和病難以絕對劃分，提醒我們：在平時和病時，在生命全週期，我們不能忽略任何時候的健康問題。維護健康必須包括平時和病時，提升健商和醫商必須廣及平時和病時。

真健康＝生命全週期的健康＝平時的健康＋病時的健康。

平時和病時比較容易分清，應對方式不一：

平時即病前，以防備致病因素和維護自身健康為重心，惜護生命和養護生命；

病時即病後，以早期發現和抗病看病，恢復自身健康為重心，保護生命。

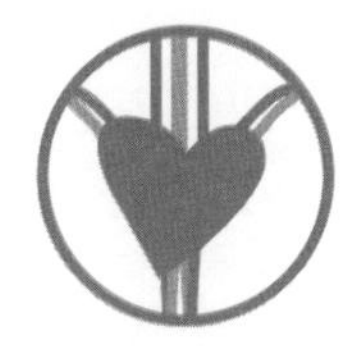

讀後提要

- 健康素養是指個人獲取和理解健康資訊，並運用這些資訊維護和促進自身健康的能力，它是維護健康的正能量。
- 健商是維護健康和管理健康的能力，醫商是抗病和看病的能力，他們是健康素養的主要組成。
- 健康不能聽天由命，維護真健康的原動力是自我管理，必須從我做起。
- 學會去偽存真，獲取準確的健康、疾病資訊，把醫學基本知識化作能力，才能成為維護健康的力量。
- 運用多管齊下、持之以恆、與時俱進、均衡適度、個體差異等策略，有利於真健康的自我維護。
- 從健康到疾病，生命週期可以簡單劃分為平時和病時。我們要終身惜護生命。
- 真健康要廣及平時和病時：在平時養護生命，即益壽養生；在病時，保護生命，即看病抗病。

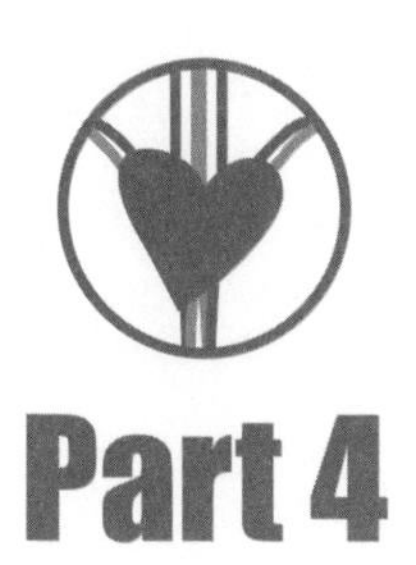

Part 4

真健康的週期：
我從哪裏來

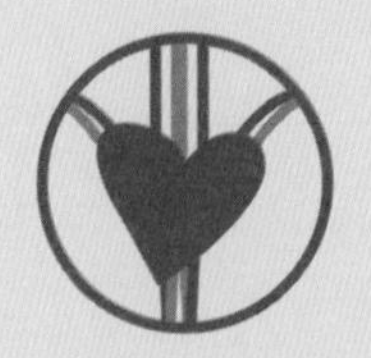

主要內容

備孕受孕、十月懷胎、呱呱落地，到成熟發育、長大成人，直至年老體衰，歷經孕前、孕期、嬰幼兒、兒童及少年、成人、老年人等前世今生，生命步步走過漫長的自然過程。我們就從那裏來。

生命自然週期中每個時期都有一些獨特的健康問題，往往容易忽略。分清生命自然過程中各個時期的健康問題和疾病特點，還要知道，即便同一種疾病，在不同的年齡時期也會有不一樣的表現，必須作出不一樣的應對。這些都是精準維護健康的第一步。

真健康涵蓋生命自然全週期。多多知道生命過程某個時期，可能面對何種特殊的健康問題，如婚前體檢、選好受孕時機、科學避孕方法、小兒疫苗接種、性早熟應對、經期衛生、乳房保護……。多多知道在生命過程某個時期，需要應對一些特殊的疾病問題，如避免出生缺陷、嬰幼兒腹瀉處理、慢性疾病低齡化、絕經綜合症的激素補充、老年性糖尿病的特殊表現和應對……。

這些方面的醫學基本知識，對於廣大讀者以及家人包括女士、孩童和老人的健康維護意義重大。

4-01 造人準備：孕前的真健康

☆ 維護健康早在婚孕之前就應開始。優生，即在良好條件和合適時機受孕；同時又在不良條件和不適時機避孕。優生最大敵手是遺傳性疾病和先天性疾病。應對第一要素便是防止出生後可能畸形的胎兒，做好遺傳諮詢、婚前檢查、孕時預防、定期產檢，甚至必要時終止妊娠。科學受孕要求準爸準媽以最佳條件，最好狀態，在最合適時機受孕，孕育健康寶寶，為新生命奠定真健康的優良開端。

1. 科學造人爭取四優

生命週期（life cycle）其實開始於呱呱落地之前，甚至發源在娘胎懷孕（pregnant）之時或之前。維護全生命自然週期的健康開始於優生（eugenics），要提早到父母結婚之前，計畫產生愛情結晶的準備之時。

優生，優良造人，即最早要維護的健康，包含有四個優：

① 優戀

要儘早瞭解戀人及其家族成員的健康資訊，如有嚴重的疾病特別是家族遺傳性疾病，先做到心中有數，以免日後發生不孕（infertility）或懷上有先天缺陷的胎兒（fetus）。

② 優婚

對配偶進行以醫學遺傳學為基礎的選擇。首先近親不通婚，其次要做婚前檢查，如果對方有病，可在體檢中提前獲知。忌帶病結婚，可以等疾病治好了再結婚。

③ 優孕

就是在最佳的受孕時機懷孕生子，最大可能地避開對胎兒發育的種種不良因素。

④ 優育

在整個懷孕期的健康問題，將在下一課談及。

2. 優生兩大敵手——遺傳性疾病和先天性疾病

① 遺傳性疾病（hereditary diseases）

由遺傳物質（染色體、基因）發生改變而引起的，或由致病基因所控制的疾病。常為先天性的，即一出生就發病；也可後天發病，即出生一定時間後才發病，有時經過數年、十多年甚至數十年後才能出現明顯症狀。

② 先天性疾病（congenital diseases）

先天性疾病就是一出生就有的病。胎兒在子宮內的生長發育過程中，受到外界或內在不良因素作用，致使胎兒發育不正常，出生時已經有發病表現。如母親在妊娠早期受風疹病毒感染影響胎兒，致使嬰兒出生後患有先天性心臟病或白內障。

母親在懷孕期間接觸一些環境有害因素，應用某些藥物等各種致畸因素的作用，影響了胎兒的發育，都可能引起胎兒先天異常。

③ 先天性與遺傳性的區別

先天性疾病並不是由於遺傳物質發生改變所引起的，而是在胚胎發育過程中因某些環境因素及母體條件變化造成的。這種疾病將來不會遺傳給後代，因此不能認為是遺傳病。

④ 造成的後果一樣嚴重

無論是遺傳病還是先天性疾病，其結果都是造成出生時或出生後功能缺陷、智能癡呆或結構畸形，嚴重影響人口素質的提高，同時給家庭、社會帶來經濟負擔和精神壓力，也會使患者一生痛苦。

生命形成之初便遭此劫難，真健康自然週期展開之始就當頭一棒，是孕前和孕初必須認真應對的事情。因此，準備生育的青年夫婦，都要在孕前、孕中以及分娩時注意防止遺傳病的發生和避免先天性疾病的出現，提高下一代的素質，減輕家庭和社會的負擔，使生活更加美滿和幸福。寶寶真健康的第一個關口就要由你們來掌控了！

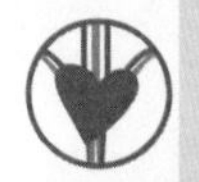

⑤ **遺傳病的高發人群**

下列父母的孕前狀況有很大可能導致胎兒遺傳病和畸形，務必高度關注。

1）近親通婚（consanguineous marriage）：據世界衛生組織估計，人群中每個人約攜帶 5 ～ 6 種隱性遺傳病的致病基因。在隨機婚配（非近親婚配）時，由於夫婦兩人無血緣關係，相同的基因很少，他們所攜帶的隱性致病基因不同，因而不易形成隱性致病基因的純合體（患者）。而在近親結婚時，夫婦兩人攜帶相同的隱性致病基因的可能性很大，容易在子代相遇，而使後代遺傳病的發病率升高。

2）三代內有遺傳或先天缺陷等家族病史。

3）父母本身為生理障礙患者。

4）檢查發現染色體異常：如 21 三倍體、13 三倍體、18 三倍體、染色體缺失等。

5）母親在懷孕前患有可能遺傳的疾病：各類型糖尿病（尤其是妊娠早期為胰島素依賴型）、結締組織疾病（如系統性紅斑性狼瘡、風濕性關節炎、Rh 溶血症等）、慢性酒精中毒等。

6）高齡孕婦及不正常妊娠史：羊水過多、過少，既往有流產（abortion）、死胎史。

3. 優生第一要素：防止畸形胎兒出生

胎兒畸形（fetal malformation）是指胎兒在子宮內發生了結構上的異常或染色體異常，是由先天性疾病和遺傳性疾病引起的。我國先天殘疾（congenital disability）兒童總數佔出生人口總數高達 4% 以上，超過全球平均比例 3%。嚴重的畸形可導致胎兒或新生兒嚴重殘疾、死亡。

造成胎兒畸形的原因包括：遺傳性因素、母體或外界環境因素等。要避免這種可能，必須從戀、婚、孕之前的源頭開始。為了優生，防止胎兒畸形，下面四步必不可少。

① 婚前諮詢

雙方或一方家族中有遺傳疾病的，在確定戀愛關係前應做婚前遺傳病諮詢，對是否可以婚配，未來的子女遺傳病的發生機率如何，請醫生指導，以便早做出分手或繼續戀愛的決定。

② 婚前檢查

婚前健康檢查應在婚前半年左右為宜，發現異常可及時進行治療或矯正。

婚前檢查對於男女雙方都有著重大意義。內容包括：婚前醫學檢查、婚前衛生指導、婚前衛生諮詢。如果對方有病，可在體檢中提前獲知。忌帶病結婚，可以等疾病治好了再結婚。

如今婚前醫學檢查由強制轉為自願，就變得尤為重要。如果婚前已有性生活，接受婚檢前最好停止幾天，這樣便於檢查精液常規、精子活力等。女性月經期內不宜做檢查。

結婚前 3 個月應在醫院或計劃生育技術服務站（室）接受性生活及避孕方法的指導。

③ 孕期預防

1）懷孕期間避免接觸不良環境，如大劑量 X 線照射、缺氧、病毒感染、農藥、有機溶劑、重金屬等化學品。

2）戒酒戒煙。

3）需用藥時應諮詢醫生，避免用藥不當影響胎兒。

4）心態平和，適當活動，注意休息，儘量少熬夜。

5）保證營養均衡，避免單一食品，不吃生冷食品。

④ 定期產檢

做唐氏症篩查、超聲波檢查是檢查胎兒畸形的常用方法，磁共振為補充診斷手段。通過羊水穿刺、臍帶血穿刺等技術，可對胎兒細胞進行染色體核型分析、基因檢測，從而對某些胎兒畸形做出診斷。

及時發現胎兒畸形，必要時終止妊娠。

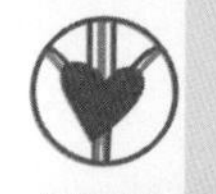

4. 優生第二要素：避孕和防止人工流產

優生就是科學受孕和計畫受孕，即在良好條件和合適時機受孕；同時，又要在不良條件和不適時機避孕。避孕也是優生優孕的另一方面。這就是為什麼把避孕和防止人工流產放在孕前健康中來講。

① 避孕的誤區

不少人對於避孕方法選擇上有些錯誤的認識流傳較久，造成意外妊娠，導致人工流產，影響優生優孕。

1）安全期避孕可靠：女士月經週期的長短各不相同，排卵又受環境、情緒、健康狀況等影響，可能提前或推遲，因此安全期避孕並不十分可靠，需格外小心。

2）產後哺乳期不排卵不會受孕：即使哺乳，有時產後6周便可恢復排卵，若不哺乳更應小心。

3）流產後數周內沒有月經不會受孕：不少女士在流產後 2 周就能排卵，要及時避孕。

4）女士月經期間不會懷孕：經期中受孕機率很小，但仍有女士在此時懷孕。

5）女士在房事後上下跳躍可避免懷孕：有時精子早在射精後 90 秒鐘就會到達子宮。

6）女士在房事後灌洗、洗熱水澡或馬上排尿不會懷孕：用液體沖洗陰道不一定可以沖走精子，反而會引起陰道感染。尿液從尿道排出，與陰道無關。

7）男士在射精之前戴上安全套可以避孕：房事開始到射精前男性生殖器會分泌一些含有精子的分泌物，已流入女性陰道，仍有可能導致懷孕。

② 科學避孕之一：遠離人流

孕育一個健康寶寶，既要有準備地受孕，當然就要有計劃地避孕。現在我國每年育齡女士人工流產數居高不下，在國際上名列前茅。人工流產中的重複流產比例高達 50%。未婚者人工流產也年年增長。人工流產雖然是個小手術，但危害不可小覷。最常見的併發症是術後感染，有附件炎、盆腔炎的可能，嚴重的子宮內膜炎可能危及生命。月經不調、閉經、習慣性流產也有發生。人工流產多次進行者容易導致不孕。

非科學避孕，甚至不避孕，導致非意願妊娠大增，使得孕兒發生健康問題的機率也增加。科學避孕也是孕前健康的一個重要前提。

③ 科學避孕之二：常規避孕

有幾種普遍使用並安全可靠的方法。

1）男用安全套：是目前最為普遍的避孕工具，同時也可以預防性病的傳播。使用時必須注意：型號一定要適宜；要在房事一開始就使用；破損、變質或過期的安全套不能再使用；

2）複方短效口服避孕藥：有效率很高，按規定服藥，不可漏服。

3）一些長效避孕針注射：方便，高效，副作用小，但停藥後不能立刻懷孕。沒有生育過的女士最好不要作為首選。

4）子宮內放節育環：避孕成功率高，副反應少，放置時間長，有的節育環甚至可到絕經時再取出。但要按醫囑定期去做超聲波檢查，以免環脱落或離位而受孕。有婦科炎症、月經過多或不規則及生殖道腫瘤者不宜帶環。

5）女用外用避孕栓或藥膜：使用方便、有效，長期使用對身體無害。平時要置於陰涼乾燥處，以防發生受潮而影響藥效。須按規定方法使用，以免使用失誤。

6）安全期避孕法：非常方便，但只適於月經週期非常規則的女士。如要長期使用，最好結合避孕套和避孕栓一起應用，在危險期加戴避孕套，在安全期加用避孕栓。

④ 科學避孕之三：緊急避孕

常規避孕在房事前使用，緊急避孕則在房事後使用。在沒有避孕或發現避孕可能失敗的情況下，採取事後的緊急補救方法來避孕，避免非意願妊娠和人工流產。

其有效率明顯低於常規避孕，而副作用明顯高於常規避孕，因此不能以緊急避孕替代常規避孕，也不主張經常反復使用。長期避孕還是必須堅持使用常規避孕的方法。

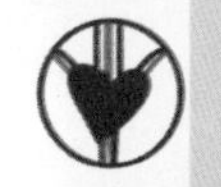

1）激素類藥物：如米非司酮片、左炔諾孕酮片。房事後 72 小時（3 天）內服用，越早服用效果越好。120 小時（5 天）之內服用仍有效。

2）帶銅宮內節育器：使用的時間擴大到房事後 168 小時（7 天），適用於不能使用激素類藥物的女士，以及本次月經期中已有數次無避孕的房事。該節育器有效期 10 年，緊急避孕後還能作為常規避孕使用。不過有下腹痛、月經量多、經期延長等副作用，也可能有盆腔感染的潛在風險，不適用於青春期少女，或遭受性暴力傷害的女士。

5. 爸媽備孕改善條件

① 備孕的爸爸

保證種子（睾丸和精子）的優良是關鍵。

1）睾丸外垂為了降溫，低於體溫的睾丸功能最佳。應避免盆浴、桑拿，要穿寬鬆一些的內、外褲。

2）避免長期騎車和運動傷害對睾丸的影響。

3）電離輻射和放射性物質可以傷害精子，要避免。

4）注意會使得精子數量減少的藥物。

5）煙、酒傷害精子，必須停煙停酒。

② 備孕的媽媽

保持土壤的優良也十分重要。

1）停服避孕藥 6 個月。

2）在排卵期同房，排卵一般在基礎體溫最低的那天。

3）服葉酸每日 400 微克，多吃富含葉酸的食物，如牛奶、肝、土豆和蔬菜、水果。

③ 避免不良因素

選擇最佳受孕時間一般以夫妻雙方的精力和體力達到最高時為好，儘量避免對胎兒發育有影響的下列不良因素：

1）心力交瘁：近期內情緒波動或精神受創後，或極大疲勞後，最好推遲受孕；

2）不良接觸：吸煙和飲酒後，接觸過有毒有害因素（見上）後，或者慢性疾病用藥後，避免受孕；

3）婦科狀況：剖宮產後不足 2 年，人工流產術或產後恢復時間不足 6 個月，以及避孕藥停藥、取出宮內節育器手術時間不足 1 個月，暫不受孕；

4）異常氣候：受孕時要避開大寒大熱，電閃雷鳴、風雨交加、嚴寒酷暑、月蝕地震、空氣污染等。

5）特別狀況：蜜月期體力超負荷消耗，降低了精子和卵子的品質；旅途中起居沒有規律，過度疲勞和旅途顛簸，可影響胎卵生長。

6. 生育最佳年齡和季節

① 生育最佳年齡

一般來説，女士生育年齡以 24 ～ 30 歲之間最為適宜。此時女士的發育已經成熟，骨盆韌帶和肌肉的彈性較好，卵子發育品質最高。

醫學上把 35 歲後初次生育稱為高齡初產，那時產婦的子宮收縮能力減弱，產道纖維組織增多，難產機率增加，比較容易引起新生兒窒息、損傷及死亡。而且隨年齡增長，卵細胞逐漸老化，胎兒畸變的可能增大，其他遺傳病發病率也顯著上升。發生早發性流產的機率是適齡生育者的 2 ～ 3 倍。因此生育年齡最好不超過 35 歲。父親年齡超過 40 歲，胎兒畸形機率也有可能增加。

② 生育最佳季節

如果想選擇生育季節，夏末秋初應是最佳受孕時期，臨產期正值春末夏初，好處是：

1）孕婦能獲得足夠的新鮮蔬菜和水果；

2）氣候宜人，更利於產婦身體的恢復；

3）新生兒穿著可相對簡單，較易護理，也方便母親哺乳。

可以避開冬末春初（即 11、12 月及 1、2 月份）時受孕。這段時間容易感染病毒性疾病，而且孕後產期正在炎熱的夏天，嬰兒護理及餵養都將困難，產婦容易中暑。當然，現在大、中城市的生活設施都很好，哪個季節生育，影響不會很大。

7. 提高受孕機率

① 受孕時間

先瞭解下列基本知識。

1）排卵：正常女士每個月經週期（約一月），女士排卵時間在下次月經來潮前 14 天左右。只能排出一個健康成熟的卵子，而且只能生存 1 天左右。

2）自測基礎體溫：正常女士經充分睡眠，晨醒後未起床時測得體溫，為基礎體溫。排卵日前幾天，基礎體溫一般在 36.5℃以下，排卵日前一天，體溫再下降一點，排卵日這天體溫最低，排卵後基礎體溫開始上升，幅度超過 0.5℃。此後經過 12 ～ 16 天，直至月經來潮。每位女士根據基礎體溫的規律，其最低的那天基本可確定是排卵日。

3）性生活過頻過疏：準備受孕前，既不要性生活過頻（會使精液稀薄，精子數量減少），也不要性生活過疏（會使精子老化，活力欠佳），這樣都不利於受孕。

4）精子存活：在女士體內精子存活一般 3 天左右。

② 選好受孕時間

根據上述知識，提出一些建議，供參考：

1）最好先停止性生活 3 ～ 5 天，以保證精子的活力；

2）在排卵前 3 天和排卵當天，一共 4 天時間內性交才有可能受孕，而且其間排卵前一天和當天是最佳的 2 天，這一刻不容易，要把握，要先作好預測和準備；

3）按照以前月經週期計算的排卵日之前 2 ～ 3 天，有一次性生活，先由精子等待卵子；

4）用基礎體溫法測定的排卵日，有第二次性生活。

③ 增加受孕機率

當然還有一些措施可以增加受孕的可能，可做就做，不做也無妨，無須糾結，不必緊張，順其自然為好。

1）受孕體位以男上女下、平躺仰臥位較宜。

2）性愛後不宜立即排尿，最好在事前排解小便。

3）性愛後太太不急於起身，最好在床上多躺一兩個小時，更多的精子有充分時間向子宮移動。

4）同房之後不要立即洗澡。

5）性愛可以造人，但做愛絕不只是為此，要放開身心，享受性愛。不僅能讓你心滿意足，同時能大大提高你儘快懷孕的機率。研究發現，性愛中享受高潮的女性，懷孕機率較高。

8. 受孕——奇妙、神聖、偉大的時刻

在輸卵管壺腹部卵子受精後，經輸卵管向子宮方向移動，3～4天后到達子宮腔，6～8天埋藏於子宮內膜，妊娠的過程從此開始。

受孕那件事不容易不確定，然而在不易中卻很自然，在不定中已然確定。孕育生命那一刻顯出無比奇妙，讓我們又一次感慨生命的神聖和偉大，因而更為愛護、愛惜生命。下面再重播受孕那個奇妙、神聖、偉大的時刻。

1）每個月短短一、兩天機會，精卵才有相見相遇的可能。

2）太多的原因可能使得這樣的相遇無法實現。

3）許多因素可以使他們相遇而不相會，相會但不結合。

4）上億精子向一個卵子爭相求愛，即便有一個成功，也是億中挑一。

5）精卵成功相合後進行移向子宮的長征，還要克服一系列險阻，才開始新生命的孕育。

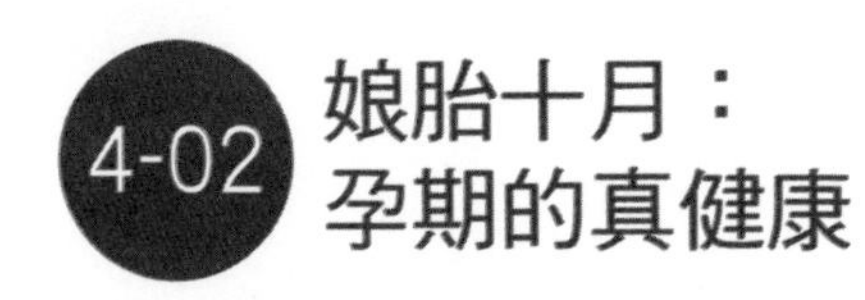

4-02 娘胎十月：孕期的真健康

☆ 受精卵在子宮裏從胚胎發育為胎兒。胎兒通過臍帶、胎盤與母體進行物質交換。妊娠過程 280 天，所謂十月懷胎，其實以 28 天為一個妊娠月來計算。孕期，即便加上分娩、產褥期，也不長。時間雖短，卻是維護腹中寶寶健康和媽咪健康的重要時刻。這時孕婦和家人有不少事要關注，需要做。本課簡要介紹一些基本知識，提供一些健康思路。

1. 妊娠診斷

按照時間的先後，出現下列變化讓我們能夠確定「有喜了」。

① 停經（menopause）

停經是妊娠最早表現。平時月經週期規則，如果月經過期 10 天或以上，可能妊娠了；如停經達兩個月，妊娠可能更大。

② 尿液做妊娠試驗

絨毛膜促性腺激素（HCG）陽性最早 5 周可以出現，最好用濃縮晨尿檢測可以提高檢出率。

③ 超聲波

早在 5 周便可以發現。

④ 早孕反應

常在停經後 6 ～ 13 周出現，為頭暈、乏力、思睡、無食慾、厭油膩、噁心、嘔吐等。

⑤ 胎心音

在妊娠 18 ～ 20 周用聽診器可以聽到，正常是每分鐘 110 ～ 160 次。

⑥ 胎動

一般在 18 ～ 20 周後母親可以感覺到。

2. 預產期計算

整個孕期約為 40 周，即 9 個月零 7 天左右，其實不到 10 個足月。孕期可能會受到多種因素的影響，因此並非固定不變，在 37 ～ 42 周之間都屬於正常。

通過末次月經時間可以推算預產期（expected date of childbirth）。推算方法是按末次月經時間的第一日算起，月份減 3 或加 9，日數加 7。舉例：如末次月經開始日為 3 月 5 日，則其預產期為 12 月 12 日。這種逆演算法是以 28 天的月經週期為計算基礎，因此必須根據個人月經週期長短加以修正。

實際分娩日期與推算的預產期可能會相差 1 ～ 2 周，如果孕婦的末次月經日期記憶不清或月經不準，就需要醫生代為測算預產期。

注意月經不規律的孕婦由於排卵時間的異常而不能機械使用本方法確定預產期。可以根據早孕反應出現的時間，胎動開始時間，宮底高度等進行判定，必要時需要做超聲檢查核對孕期。

① 早產（premature delivery）

妊娠滿 28 周至不滿 37 足周的期間分娩。

② 足月產（term birth）

妊娠滿 37 周至不滿 42 足周的期間分娩。

③ 過期產（overdue delivery）

妊娠滿 42 周及以後分娩。

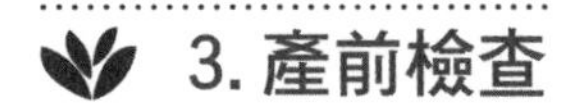

3. 產前檢查

妊娠後認真進行產前檢查對於母親和胎兒的當下和未來的健康至關重要。如果發現異常，早期採取措施，達到優生的目的。

① 檢查時間

第一次檢查開始於確診妊娠時。此外一般在孕期 16 ～ 36 周中每四周一次，37 周後每週一次。既往未生育過者和高危的孕婦要增加檢查次數。

② 檢查內容

1）推算預產期。

2）確定胎兒的發育狀況。

3）通過病史、體檢瞭解並確定孕婦過去和現在健康狀況。

4）對於高齡或高危的孕婦做進一步檢查。

③ 超聲波產前檢查

是最常用的產前診斷手段，優點是無痛苦、快速、可反復檢查。對胎兒明顯的畸形、無腦兒、胚胎發育異常、多胎妊娠等具有很高的診斷價值，到目前為止還沒有發現檢查後的副作用。

④ 羊膜腔穿刺檢查

用於確診胎兒是否有染色體異常，以及某些能在羊水中反映出來的遺傳性代謝疾病。

4. 異位妊娠

① 原因

受精卵在子宮腔外著床發育。正常情況下，父親的精子和母親的卵子在輸卵管結合成受精卵，由輸卵管遷移到子宮腔，慢慢發育成胎兒。由於種種原因，受精卵在子宮腔外停留下來，這就成了宮外孕（ectopic pregnancy）。九成以上異位妊娠發生在輸卵管，因輸卵管或周圍炎症，造成管腔不暢，受精卵無法正常運行到子宮。

② 危害

宮外孕時受精卵不但不能發育成正常胎兒，還會像定時炸彈一樣引發危險。異常位置的妊娠組織一旦發生破裂，可以因出血過多導致休克，乃至死亡。

③ 確定

一旦出現月經延期、急腹痛並伴有陰道出血時，應立即去醫院檢查和確診。

常用超聲波檢查對異位妊娠作出診斷。陰道超聲波檢查較腹部超聲波準確度更高。

④ 應對

1）保留異位妊娠：沒有可能。

2）保守治療：通過用藥來中斷胚胎，促進吸收。但週期比較長。

3）保守治療不行，用手術治療：根據術前情況、生育要求和術中情況，確定是切除患側輸卵管，還是保留患側輸卵管手術。

5. 孕期自我監測

懷孕期間除了定期去醫院產前檢查，為了確保本人與胎兒的正常外，還應當在家中經常性進行自我監護，以便早期發現胎兒生長發育的異常情況。

① 關注一般狀況

注意浮腫、陰道排出物、腹痛等。如果自覺頭暈、頭痛、心慌、氣急、水腫等情況，應警惕妊娠合併貧血、心臟病或妊娠高血壓綜合症等疾病的可能。

妊娠後期更要小心：

1）如果發生陰道流水：常常是胎膜早破所致；

2）如果陰道出血：要警惕前置胎盤等導致產前出血的疾病；

3）如果出現瘙癢、黃疸等：要警惕妊娠期肝內膽汁淤積症或妊娠合併肝炎等疾病。

不論出現哪種情況，都應及時去醫院就診，

② 監測血壓和體重

警惕妊娠高血壓綜合症的可能。

孕婦的體重包括自身、胎兒、胎盤和羊水四部分的重量。增長速度不能太快（見下），超過這個增長速度時，就應去看醫生。

除此之外，自我（或家人）監測下列一些特殊狀況很重要。

③ 監測胎動

通常妊娠 18 ～ 20 周開始出現，這是胎兒向媽咪報告自己的安危。妊娠 7 ～ 8 個月時，胎動較頻繁；妊娠 9 個月後，胎動稍有減少。

一天之中，胎動通常早上較少，以後逐漸增多，晚上最多，每小時可達 10 次左右。正常情況下，每小時為 3 ～ 5 次。正常情況下每天應為 30 ～ 40 次。

一旦胎動計數每小時少於 3 次，或 12 小時總和少於 20 次，這就是胎兒向媽咪發出求救信號，報告自己可能發生缺氧。這時媽咪應當即赴醫院急診，千萬別延誤。

④ 監測胎心音

16 周後用聽診器可在孕婦腹部位置直接聽到胎心音。孕晚期在孕婦腹部、胎背處直接用耳朵便可清楚地聽到胎心音。一般胎心每分鐘跳動 120 ～ 160 次。

每天早、晚各聽一次，每次一分鐘。若胎心音每分鐘超過 160 次或低於 100 次，或胎心音不規律時，再重複聽兩分鐘，如仍未改善，提示胎兒出現了險情，應立即去醫院急診。

6. 孕期自我管理

① 營養

1）少吃多餐，每天吃五到六次，注意營養均衡，食物種類多。

2）全面增加攝入營養，包括優質蛋白質、蔬菜和水果，各類維生素、微量元素，特別注意補充鐵、鈣、葉酸等。

3）避免過量飲食導致肥胖不利於生育。要觀察並控制體重，全部孕期體重總的增加 10 ～ 12 公斤為宜，妊娠中晚期每週增加 0.3 ～ 0.5 公斤為宜。

4）早期就積極糾正貧血，妊娠貧血者的高血壓發生率為非貧血者的四倍。

5）多喝白開水，不要用含糖的飲料和果汁代替正常的補水。如果浮腫，主要控制攝入的鹽分，不要控制飲水。每天8杯水，大約1200毫升比較合適。

② 用藥

妊娠早期儘量不用和少用藥物，必須的藥物要在醫生指導下使用。

③ 日常生活

1）晚上睡滿 8 小時，白天增加休息 1 小時，活動以室外散步最好；

2）保持排便通暢；

3）衣服寬鬆，鞋防滑，最好穿低跟鞋；

4）孕婦洗澡時間不宜超過 15 分鐘，以不出現頭昏、胸悶為度；

5）懷孕早期最好不用電腦；孕中期後因工作需要可以適當使用；

6）保持空氣清新，不接近吸煙的人。

④ 運動

孕期適當和低強度的運動有利於順利分娩。每週至少三次。運動前需要做好準備工作。如運動中局部疼痛、眩暈、噁心、疲勞，應該立即停止運動。運動前後應該補充水分。

在懷孕 4 個月後，不進行仰臥姿勢的運動，以免影響子宮血液循環。

⑤ 房事

1）孕早期（12 周內）減少；

2）孕中期（13～27 周）適當；

3）孕晚期（28 周後）避免；

4）36 周後嚴禁。

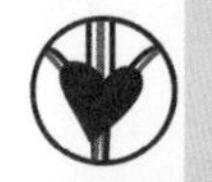

7. 分娩過程的自我護養

分娩（delivery）又稱為生產，通常分為三個連續的產程，都有產婦要注意的事。

① 第一產程

開始時每過 5 ～ 6 分鐘出現一次規律宮縮，直到宮頸口完全擴張達 10 厘米。這一產程，初產婦（第一次生產）較慢，要 11 ～ 12 小時；經產婦（第二次或已經多次生產）較快，只需 6 ～ 8 小時。

1）保持鎮靜樂觀，消除恐懼心理；

2）按時進食，補充足夠養分；

3）每隔 2 ～ 4 小時排尿一次，使膀胱空虛，有利胎頭下降；

4）經醫生同意，可在待產室內一般活動，如果胎膜已破，不能活動。

② 第二產程

從宮頸口完全擴張到胎兒娩出。初產婦要 1 ～ 2 小時，經產婦通常數分鐘或 1 小時不等。

1）胎頭接近陰道口，隨每次宮縮前移，宮縮消失時又後滑一點；

2）當胎頭的頂部可看到時，孕婦要放鬆，喘氣片刻，避免會陰撕裂的危險；

3）如此可能重複多次，直到嬰兒娩出，先頭部後身體；

4）助產士會處理嬰兒連著的臍帶，剪斷臍帶。

③ 第三產程

從胎兒娩出後到胎盤娩出，很快，不超過 30 分鐘。

此時仍有宮縮，為使胎盤娩出，但已無痛。

8. 產褥期護理

產褥期（puerperium）從胎盤娩出到產婦各器官基本恢復，一般需要6周。

① 2小時產房觀察

產後2小時易發生產後出血、子癇、心力衰竭。

② 子宮和惡露

觀察分泌物量、色、氣，判斷子宮恢復狀況。如果色紅持續較長，應用子宮收縮劑。

③ 會陰清潔

每日兩次，一般三日可以拆線，一周內避免下蹲。

④ 乳房護理

保持清潔；熱敷按摩；堅持哺乳（儘早，盡久，盡空）；防止乳頭皸裂。

⑤ 觀察情緒變化

關懷，安慰，鼓勵，幫助，親子，母嬰同室，避免抑鬱。

⑥ 起居飲食

產後1小時進流食或清淡半流食，以後可進普通飲食。食物應富營養、足夠熱量和水分。若哺乳，更應多進蛋白質和湯汁，適當補充維生素和鐵劑。

室內溫度適宜，18～20℃，空氣新鮮，通風良好。即使在冬季也要有一定時間開窗通風，避免直接吹風。不主張閉窗窩被。

產後適當活動，有利於子宮恢復，保持健康形體。臥床最好側臥，多翻身，少仰臥。產後12～24小時後根據自己的身體條件可以坐起，或者下地簡單活動。不主張整天臥床。

寶寶茁壯：嬰幼兒的真健康

☆ 從出生到一足歲為嬰兒期，其中從出生到 28 日那一段為新生兒期；一足歲到三足歲為幼兒期。嬰幼兒期是生命的開始階段，身體的結構和功能的變化越早越大，越需要我們給予細緻入微的觀察和不同一般的護養。這個時期為了預防傳染病的入侵，疫苗接種是重要的利器，決不可以掉以輕心。這個時期也有嬰幼兒獨特的健康問題和疾病，需要媽咪和爹地多多留意。

1. 新生兒生長發育的特點和健康養護

新生兒（newborn）是胎兒的延續，又是出生後的基礎階段，不少器官尚在發育和完善之中，具有明顯的缺陷，必須在養護上仔細觀察，高度注意，小心養護。

① 身長體重

剛出生 2 ～ 3 天因食少排多，體重出現生理性下減 6 ～ 9%，出生後一周起體重可以逐步增加 1.5 公斤，身長可以加長 5 厘米。

② 體溫調節

新生兒體溫調節中樞還沒有發育完善，要注意保暖，避免過冷過熱。

③ 呼吸

表淺，偏快，容易出現鼻腔阻塞和呼吸困難。

④ 消化

胃賁門鬆弛，吃奶後易吐；出生後 12 小時開始排出胎便，呈深綠色或黑色黏稠糊狀，以後隨著哺乳，轉為過渡性糞便，逐漸轉黃色，胎便約於 3 ～ 4 日內排盡。

⑤ 皮膚

皮膚的角質層沒有長好，柔嫩易損，色素細胞較少，要防日照。

⑥ 眼睛

因為視覺細胞發育未完善，是色盲。

⑦ 免疫系統

從母體和母乳獲得免疫力，不易感染。

⑧ 肝細胞和酶系統

發育不全導致間接膽紅素增多，在出生 2 ～ 4 日出現黃疸，輕重不一，在 7 ～ 10 日會自行消失，不要害怕。

⑨ 乳腺

受母親的激素影響，部分男女新生兒會有乳房增大，一般 1 ～ 2 周會消失，多則 2 ～ 3 月消失，不用緊張。

⑩ 假月經

受母體激素影響，部分女嬰出生一周內會有大陰唇腫脹和陰道少量黏液和血性液，2 ～ 3 日會消失。

⑪ 粟粒疹

因皮脂腺功能沒有長成，出生三周內臉鼻部可有白或黑色的細小皮疹，會自行消退。

2. 嬰兒生長發育的特點和健康養護

① 身長和體重

兩者的增長前快後慢，出生前三月與後九月的增長幾乎相等。到滿周歲時，體重是出生時三倍，身高是出生時 150%。定期稱重，量高和健康檢查，及時發現問題，予以解決。

② 飲食餵養

繼續母乳餵養，4 ～ 6 月開始增加輔食，10 ～ 12 月時嘗試斷奶。

③ 感覺、動作和認知的發展

嬰兒期 12 個月，步步生長、發育，月月有變，都讓父母驚喜。

第一月：視力弱，能分清明暗；熟悉媽媽聲音；喜愛乳味，能根據母乳的香味找到乳頭；觸覺明顯，對冷、熱都比較敏感；會用哭來表達不舒服等；開始有面部表情。

第二月：可以分辨鮮豔的顏色，用眼睛追隨活動的人和物；能分辨媽媽説話的語氣；輕撫能使寶寶安靜；愛把手放進嘴裏吮吸；寶寶會笑了；給他小玩具，他可無意識地抓握片刻，會用小腳踢東西；高興時發出「啊、嗚」的聲音。

第三月：頭部可靈活轉向盯著光亮、鮮豔的東西看；能將頭轉向聲源；對難聞的氣味會逃避；仰臥時四肢能上舉，會嘗試翻身；把能摸到的東西都放在嘴裏；可以用聲音表達自己的情緒。

第四月：能清楚分辨媽媽的臉，可以看到 5 ～ 7 米遠的物體；能辨別不同的音色；吃奶時會扶住奶瓶；頭能穩穩直立，可以仰臥翻身至側身；對周圍事物感興趣。

第五月：看清眼前的物品，會伸手去抓；對自己的名字有反應，對音樂聲有興趣；可靠坐墊坐；常故意把手中的東西扔地上，揀起來再扔；能發出連續重複的音節。

第六月：能看清較小物品；聽到自己名字會轉過頭來；對不喜歡的味道堅決吐出；愛摸所看到的東西；可撐手坐一會；手可玩腳，會自己拿著餅乾吃；照鏡子會笑；

第七月：能獨立坐幾分鐘，開始學爬行；能把手中的紙撕破；能發出各種單音節的音；能夠理解簡單的詞義；懂得大人顯示的高興與生氣；會用聲音和動作表示要大小便。

第八月：較強的爬行能力，能從俯臥的姿勢坐起，手指可以拿住細小的東西；會用自己特定的聲音表示不同的需求；會用哭聲來引起爸媽的關注。

第九月：能扶著床欄站，能靈活地爬；會拿杯喝水；能挑選自己喜歡的玩具；會隨音樂搖晃；懂得害羞；會配合穿衣；愛到室外玩。

第十月：坐、臥、爬、站活動自如；會跟著大人叫「爸爸媽媽」；會借助一些肢體動作表達自己意願；對周圍的動靜很敏感。

第十一月：大人牽一隻手能走；身體的平衡能力有較大發展；說些聽不懂的話，好像在交談；不願媽媽抱別家寶寶；愛看圖畫。

第十二月：能獨走幾步；開始會用筆塗；愛聽人唱歌講故事；願與其他小朋友遊戲；愛聽表揚鼓勵的話。

④ 臥位

嬰兒的頭顱骨縫未完全閉合，頭頂的囟門要到 12 ～ 18 個月才能閉合，所以嬰兒不能經常地向一個方向睡，避免引起頭顱變形。正確做法是經常為寶寶翻身，這次睡覺左側臥，下次就要平躺，再下次右側臥。

吃奶後要注意側臥不要仰臥，以免吐奶嗆到氣管。左右側臥時，要當心不要把小兒耳廓壓向前方，否則耳廓經常受折疊也易變形。俯臥時要千萬注意不要造成寶寶窒息。

3. 幼兒生長發育的特點和健康養護

① 體格

幼兒期開始生長放緩，食慾下降。確立和培養良好的飲食習慣正當其時。一方面提供給幼兒色香味齊全、多樣化、有營養的食物，另一方面要幼兒做到不挑食不偏食。

② 活動

從走到跑，從蹦到跳，活動量與日俱增。好奇、模仿，似懂非懂。養護上高度注意，十分關心，安全第一。

③ 語言和社交

1 ～ 1.5 歲對大人語言的理解增長很快，1.5 歲～ 3 歲語言的表達大幅發展。同時開始了與大人和其他孩童的社會交流。及時開始早期教育，培養良好的生活和衛生習慣，是健商的啟蒙階段。開始道德和智慧的教育。

4. 嬰幼兒期免疫力下降三時段

① 出生以後

沒有來自母體裏的營養供給，而寶寶自身的免疫功能不全，缺乏抗體，因此抵抗力差。寶寶從母體得到的抗體，也會在出生 6 個月後消耗殆盡。

② 斷母乳後

斷奶後，之前來自於母乳的免疫供給又沒有了，缺少了母乳的支持，寶寶抵抗力就會下降，比以前容易生病。

③ 入幼稚園

2 歲開始，早教，入托兒所、幼稚園，隨著年齡增長，寶寶越來越多與外人接觸。雖然自身的免疫系統和能力逐漸成熟，但是對於更多更廣泛的病原體，還沒有建立相應的免疫機制。一般通常在 3 歲以後，機體抗病能力明顯提高。

5. 預防性疫苗接種是提高免疫力的高效武器

如何應對嬰幼兒期免疫力下降的健康問題？除了延長母乳，增加營養，嚴防感染外，預防性地作疫苗接種（vaccination），以提高寶寶的免疫力，是最為主要的武器。

疫苗含有無害的死病菌或者由從死病菌中提煉的無害物質，注射後身體好像受到病菌入侵一樣，產生了能殺死病菌的抗體，製造了能保護機體的白血球。以後如果再遇上同類病菌，就不會生病了。1796 年英國醫師愛德華·琴納使用牛痘（牛的天花病毒感染）的膿汁作為疫苗，成功地預防人類的天花，開闢了疫苗的預防接種之路。1979 年人類在全球徹底控制了天花。

以中國內地為例，長期實施國家疫苗接種規劃，有效控制很多傳染病發病：

通過口服小兒麻痹症糖丸，自 1995 年開始阻斷了本土脊髓灰質炎病毒的傳播；

普及新生兒乙肝疫苗接種後，5 歲以下兒童乙肝病毒攜帶率從上世紀九十年代的 9.7% 降至現在的 0.3%；

通過疫苗接種，從上世紀中期麻疹年發病人數 900 多萬，至 2017 年發病人數已不到 6 千例；

以前白喉每年有數以 10 萬計兒童發病，2006 年後內地已無白喉病例報告；

上世紀 60 年代中國內地流行性腦脊髓膜炎發病曾高達每年 300 萬例，至 2017 年發病人數已低於 200 例；乙型腦炎從每年 20 萬例，至 2017 年發病僅千餘例。

6. 嬰幼兒的預防接種

嬰幼兒時期是接種疫苗的密集期，父母頻頻帶孩子去相關單位接種各種疫苗，決不可嫌麻煩。維護新生命健康的必要一環，預防一些危及生命傳染病的重大舉措，意義非凡。

第一類疫苗是指政府免費向公民提供，必須受種的疫苗，小孩日後入託、入學甚至出國都要有接種證明才能辦理。

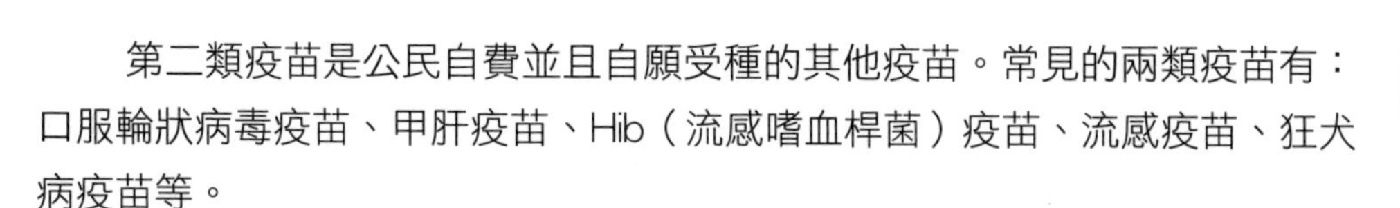

第二類疫苗是公民自費並且自願受種的其他疫苗。常見的兩類疫苗有：口服輪狀病毒疫苗、甲肝疫苗、Hib（流感嗜血桿菌）疫苗、流感疫苗、狂犬病疫苗等。

從新生兒到 12 歲兒童需要注射的計畫免疫疫苗很多，其中大部分在 3 歲內的嬰幼兒期。計有：乙型肝炎疫苗、卡介苗、脊髓灰質炎糖丸、百日咳—白喉—破傷風聯合疫苗、A 群流腦疫苗、麻疹—風疹—腮腺炎聯合疫苗、乙腦疫苗等。

其中有的要分幾次，有的為聯合疫苗。必須按照當地衛生機構對於疫苗預防接種的規定，按時接種，不能掉以輕心。

7. 嬰幼兒期幾種常見疾病的家庭應對

嬰幼兒比較常見多發的主要是幾種傳染病。在送醫就診前，父母也要懂得觀察，學會應對。

① 小兒感冒

6 個月到 1 歲階段，容易發生感冒，病症和應對上有一些特點。

1）托兒所裏極易相互感染，避免與其他感冒幼兒接觸和玩耍，或暫時不去托兒所；感冒高發時，儘量不帶嬰幼兒去公共場所。

2）常表現為胃腸道症狀，如嘔吐、腹瀉。

3）幼兒的鼻淚管較短，開口部的瓣膜發育不全，位於眼的內眥。所以，小兒上呼吸道感染往往侵及結膜，出現眼瞼紅腫、眼屎多等症狀。

4）嬰幼兒感冒後出現較高熱度，先使用物理降溫（頭部冷濕毛巾或冰袋敷等），無效再使用退熱藥。

5）高熱後嬰幼兒容易發生脫水，注意多飲水和果汁，多進流質飲食，仍然不足才考慮補液。

② 小兒肺炎

小兒肺炎為中國內地小兒死亡原因第一位。患有肺炎的嬰幼兒如果有下列狀況，可能發生重型肺炎，必須高度警惕，及時應對：

1）呼吸表淺，急促，鼻翼扇動，呼吸頻率達到 60 次 / 分；

2）手足發冷，面色蒼白，雙唇紫紺；

3）神情淡漠、萎靡，問話不答，久睡不醒；

4）煩躁不安，哭吵不停，驚厥；

5）頸部靜脈怒張，心率加快（新生兒到 180 次 / 分，嬰兒達 160 次 / 分）。

③ 嬰幼兒腹瀉

幼兒期消化系統發育不全，常會發生一種胃腸道功能紊亂的病症。

1）夏秋季節發病率最高，特別注意。

2）常因飲食不當或不潔、天氣和環境變化所致。

3）以腹瀉為主症，大便次數多量少，每日可達 10 次左右，排黃色或綠色稀便和水樣物。

4）飲食以清淡、易消化為主，適當減少輔食，增加流質，勤換尿布，保暖。一般一周內可以恢復。

5）如果每日大便增加至 20 次以上，由輕型轉為重型，會發生嚴重的脫水和電解質紊亂，也可危及小兒生命。趕快就醫，及時補液，補電解質。

④ 小兒水痘

水痘是一種小兒最常見的出疹性傳染病，由水痘病毒引起，多見於 1 ～ 6 歲的小兒。經過呼吸道或接觸傳染，接觸了被水痘病毒污染的食具、玩具、被褥及毛巾等被感染。會在托兒所、幼稚園中流行。

1）傳染性很強，接觸或飛沫都可傳染。冬春兩季多發。目前預防水痘主要靠隔離病兒，盡可能避免健康兒童與病兒接觸。一經確診，立即在家隔離直至全部結痂。

2）先有兩周左右無症狀的潛伏期。起病於發熱不適，1 ～ 2 日左右頭部、軀幹和口咽黏膜、結膜出現皮疹，紅色斑丘疹、皰疹、痂疹為主，奇癢。

3）個別病兒可能合併肺炎或腦炎，所以如果發現高熱、咳喘，或嘔吐、頭痛、煩躁、嗜睡，應儘快就醫診治。

4）是自限性疾病，即不做特別治療會自行痊癒，一般可在 2 周內恢復。一次患病終身免疫，不會再患。

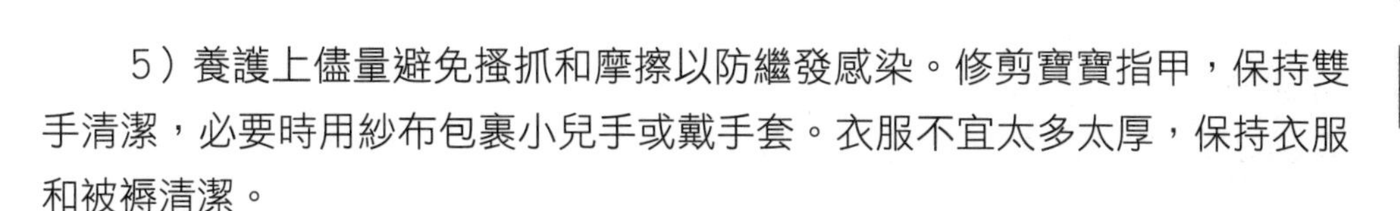

5）養護上儘量避免搔抓和摩擦以防繼發感染。修剪寶寶指甲，保持雙手清潔，必要時用紗布包裹小兒手或戴手套。衣服不宜太多太厚，保持衣服和被褥清潔。

6）水痘減毒活疫苗在一些國家被批准臨床應用，隨訪觀察發現具有較好的預防作用。目前還沒有被作為常規預防接種。

⑤ 嬰兒濕疹

俗稱奶癬，是由多種內外因素引起的過敏性皮膚炎症，為嬰兒時期最常見的皮膚病之一。

1）發病無明顯季節性，但冬季常易復發，病因常難以確定，多為食物或吸入過敏。

2）起病大多在生後 1 ～ 3 個月，6 個月後逐漸減輕，1 歲半後大多數患兒自癒。一部分患兒延至幼兒或兒童期。

3）病情輕重不一，皮疹多見於頭面部，逐漸蔓延至頸、肩、軀幹、四肢。皮損呈多形性，初起時為紅斑或紅丘疹，後出現丘皰疹、小水皰、糜爛、結痂等，時好時壞，反復發作。奇癢使患兒哭鬧躁動。可因搔抓而繼發感染。由於病變在表皮，癒後一般不留瘢痕。

4）除了找出過敏源和局部用藥治療之外，平時護養也很重要：

＊ 喂乳的母親不宜進食魚腥、牛羊肉和辛辣、燥熱的食物；患兒不能吃蝦、蟹、魚等容易引起過敏的食物；
＊ 每天洗澡，保持皮膚清潔和濕潤，水溫不能過高；
＊ 避免日曬，儘量少用化學洗浴用品，忌用刺激性強的外用藥；
＊ 室內通風，不養寵物，不用地毯，不吸煙；
＊ 衣著宜寬鬆，不宜太厚，穿棉質衣物，避免接觸毛織、化纖衣物；
＊ 痂皮較厚者宜先用消毒麻油濕潤，再擦掉痂皮，切勿硬性剝除。

4-04 發育成長：兒童及少年的真健康

☆ 兒童及少年期是身體上走向成人的發育時期，是心靈上日益成熟，確立價值觀和素養的成長階段，又是奠定初級、中級學業的關鍵時刻。十多年時間可以細分為三期：學齡前期、兒童中期、青春期。三期雖然都是生長發育的旺盛時期，但是身體、心靈上的發展並不一致。知曉各期特點，瞭解相關一些健康問題，有的放矢地關注、關懷、養護、應對，對於維護兒童和少年的真健康十分重要。

1. 學齡前期生長發育的特點和健康養護

學齡前期指 3 周歲到小學前（6 ～ 7 歲）期間，生長發育大步增長。在養護上要跟上。

① 體格

每年體重增加 2 公斤左右，身長增高 5 厘米左右，腹部不再突出了。

健康養護上注意：

1）營養（蛋白質、脂肪、碳水化合物、維生素、微量元素等）全面需求，以進食多樣化為主，三餐二點心，不依靠營養品；

2）努力促進食慾，又要避免偏食和多吃零食的習慣；

3）不能吃得太多，避免長成小胖子。

② 神經精神

語言、思維能力提高，求知慾強，開始產生綜合分析外部事物的能力，是開始學前教育的時候。

③ 性格

好模仿，好奇，好問為什麼。父母積極鼓勵，正確引導，培養良好的道德品質、生活習慣和自理能力。

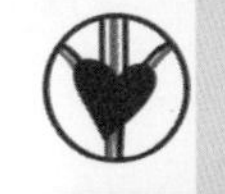

2. 兒童中期生長發育的特點和健康養護

兒童中期從 6 周歲到青春期前（12 ～ 14 歲），大致在小學階段。

① 體格

處於穩步增長，除了生殖系統之外各器官逐漸完成發育。肌肉發育快。6 歲開始生出恆牙，乳牙順序脫落。飲食向成人靠近，還要注意：

1）營養充足全面，補充含鐵食品，預防貧血；

2）重視早餐，保證量和質；

3）大力糾正偏食、挑食、零食和暴飲暴食的壞習慣。

② 神經精神

讀書、求知、理解能力、學習能力和獨立思維能力大幅長進。配合好校內和校外的學習環境，培養兒童對學習的興趣。

③ 性格

自覺性和主動性很大提高。逐步參加社會活動，建立人際關係。是形成責任感、道德觀、價值觀和紀律性的重要階段。

3. 青春期生長發育的特點和健康養護

青春期女孩 12 歲起到 18 ～ 20 歲，男孩 13 歲到 20 ～ 21 歲，有較大個體差異，前後可以有 2 ～ 4 歲差別。

① 體格

發育的高峰期，身高快速增長。

② 性徵

出現明顯的兩性差別：

1）青春早期（2 ～ 3 年）：性器官開始發育，第二性徵開始出現；

2）青春中期（2～3年）：性器官基本成熟，女孩月經初潮，男孩首次遺精，第二性徵繼續發育；

3）青春後期（2～3年）：性器官和第二性徵發育到成人水準；體格發育減慢。

③ 神經內分泌

體內性激素、甲狀腺素、生長激素等處於相對不平衡，對神經、免疫功能產生一定影響。

④ 心靈

生理上迅速發育產生成人感，但是心理上還在向成熟發展的過程中，所以處於一生中心理上極為特殊的階段。青春期在環境和心理上有三個特點：變化巨大，危機很多；充滿活力，充滿期望；從幼稚走向成熟的過程中。被認為是危險年齡階段，心理不健康發生的機率在人生中居於高位。

學習上巨大壓力導致焦慮，人際關係的壓力導致自卑。可能出現多種心理障礙：抑鬱症、恐懼症、性煩惱、性困惑等。還有可能形成不良習慣。

身心在非平衡狀態中容易發生心理的矛盾和衝突，這是養護中必須面對。父母要學會做知心究底的朋友和諄諄誘導的老師。

靈性可能依附的大腦皮質額葉，雖然在幼兒期開始工作，但是在兒童和少年時期要經歷一個逐步成熟階段。青春期是靈性趨向穩定和基本建立的重要時刻。不能只是重於物質，重於知識。在照顧、誘導、教育上要化大力氣，進行思想意識、道德價值、人生追求等方面的工作。把維護靈的健康發展置於一個優先地位。

4. 兒童及少年幾種常見健康問題的應對

① 近視

根據病因不同，可以分為三種。

1）功能性近視（假性近視）：青少年眼球處於生長發育階段，調節能力強，眼球壁的伸展性也比較大。長期近距離看，使得調節作用過度，可以造成眼球肌肉痙攣，從而引起一時性的視力減退。如果長期調節過度，使眼內壓增高，眼內組織充血，加上眼球壁受壓延伸，眼球前後軸變長，形成軸

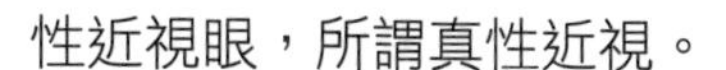

性近視眼，所謂真性近視。

2）單純性近視：嬰兒眼球較小，故出生後為遠視，6 歲後才發育正常。如發育過度，會造成近視。多在學齡期開始，一般低於 600 度。20 歲左右即停止發展。

3）先天性近視：屬常染色體隱性遺傳，不一定有家族史。發病年齡較早，度數多在 600 度以上。

應對上不僅僅是作眼科檢查和配一付眼鏡這麼簡單，更要從發生和發展的原因上入手。做好下列事情既是預防也是治療。

1）糾正環境光線亮度：一是所處環境內的光線本身不合適（過亮或過暗）；二是身體姿態（如坐姿或頭姿）不正確將光線擋住，讓原本合適的光線照到目標區時卻變暗了；三是環境光線亮度也在變化（如早或晚，晴天、多雲天或陰雨天）。

2）糾正長時間、近距離用眼：正常閱讀距離應 30 ～ 35 厘米。每次專注用眼的時間控制在 60 分鐘之內。

3）糾正用眼姿勢：走路或行走時看書看手機，距離無法固定，照明條件不好，加重眼睛調節的頻率和幅度，引起眼疲勞。躺床上看時，兩眼不在水準狀態，眼與書本距離遠近不一致，光線亮度不均勻，加重眼睛負擔。

4）增加戶外活動：讓眼睛盡多吸收自然光照，更多視遠時間，對保護視力非常重要。

② 沙眼

由沙眼衣原體引起的一種慢性傳染性結膜角膜炎。瞼結膜表面形成粗糙不平的外觀，形似沙粒，故名沙眼。

1）沙眼衣原體存在於沙眼病人的眼分泌物中，通過污染的手、毛巾、手絹等進行傳播。多發生於兒童或少年期。

2）潛伏期 5 ～ 14 天，多為急性發病，有異物感，畏光，流淚，較多黏液或黏液膿性分泌物。數周後急性症狀消退，進入慢性期，可無任何不適或僅覺眼易疲勞。

3）重症沙眼後期常發生多種併發症，如瞼內翻、倒睫、角膜潰瘍及眼球乾燥等，嚴重影響視力，甚至失明。

4）要早期積極治療，根據醫囑選用眼藥。而且用藥要持之以恆，根治用藥需連續 1 ～ 3 個月，重者應半年以上。

5）切斷傳播途徑，預防很重要。注意個人衛生：不用手揉眼；毛巾、手帕要勤洗、曬乾；提倡一人一巾；用流水洗臉。還要注意水源清潔。

③ 過敏性鼻炎

過敏性性鼻炎為機體對某些過敏原（變應原）敏感性增高，而發生在鼻腔黏膜的變態反應。

1）本病發病率在近 20 年有顯著增加，我國發病率更高達 37.7%。以青壯年為主，兒童患者較常見，本病多見於 15 ～ 40 歲。

2）常年性過敏性鼻炎的症狀隨時發作，時輕時重，常同全身其他過敏性疾病並存。季節性過敏鼻炎為季節性陣發，多為春季。

3）典型的症狀是陣發性連續噴嚏，常在早晨，數個到數十個。同時可有鼻、眼及咽喉發癢，水樣鼻涕，繼發感染時膿性涕。鼻阻塞，而致嗅覺減退。

4）引起本病的變應原分為吸入性和食物性兩大類。吸入性變應原包括：植物的花粉，真菌的孢子，寄生於居室內各個角落的蟎，動物（家養寵物）的皮屑，被褥、枕頭和衣物中的羽毛和室內的塵土。對嬰兒來說，食物變應原多為牛奶和大豆；對成人來說，常見食物變應原包括：牛奶、蛋類、魚蝦、肉類、堅果、水果等。

應對上做好三件事，預防過敏原是關鍵，也是前提：

1）搞清並避免接觸變應原：如清掃地毯、床上用品、窗簾，使用有濾網的空氣淨化機、吸塵器等，以減少室內的塵蟎；如減少花粉季節外出等；

2）常規鼻內和口服給藥治療：抗組胺藥、糖皮質激素、抗白三烯藥等；

3）免疫治療：採用標準化變應原疫苗治療，有長期效果。常用皮下注射和舌下含服。總療程不少於 2 年。適應於常規藥物治療無效的變應性鼻炎患者。下列狀況禁忌使用：哮喘發作期、正使用 β 受體阻斷劑、合併其他免疫性疾病、妊娠期婦女。

④ 痤瘡

痤瘡是是一種毛囊皮脂腺的慢性炎症，主要好發於青少年，又稱為青春痘。對青少年的心理和社交影響很大，但青春期後往往能自然減輕或痊癒。

1）面部皮脂腺管與毛孔的阻塞，使皮脂外流不暢所致。引起阻塞的原因有三：油性皮膚，易阻住毛囊口；青春期男性雄性激素分泌增多，促進皮

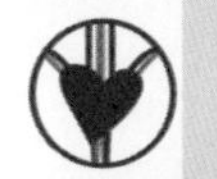

脂腺分泌皮脂的作用加強；皮膚上一些寄生菌釋放出溶解皮脂的酶，使脂轉變成游離脂肪酸，引起毛囊及毛囊周圍發生炎症，引起痤瘡皮損。

2）皮損好發於面部及上胸背部，非炎症性皮損為開放性和閉合性粉刺，主要表現為粉刺、炎性丘疹、膿皰等多形性皮損。

3）青春期後往往能自然減輕或痊癒。

在發生和應對上有一些誤解，務必弄清。

誤解一：壓力大會導致痤瘡。有些精神方面藥物可能引起痤瘡，但壓力本身不會引起痤瘡。壓力不是痤瘡的主要發病原因。

誤解二：手淫或性生活引起痤瘡。沒有科學依據。痤瘡的發病與雄激素水準有關。不是性行為本身加重痤瘡，而是引起性行為的雄激素導致痤瘡。

誤解三：把痘痘擠出來就解決了。面部有個三角區，我們稱之為危險三角（見本冊 2-03）。不當擠壓痘痘後，由於壓力反作用容易使細菌反向流入顱內血管，引發敗血症。

誤解四：多多洗臉可以清除痤瘡。皮膚深部的毛囊壁堵塞才是痤瘡的發病原因。過度清洗皮膚表面不僅不能防止痤瘡發生，相反還會導致毛囊口堵塞。使用毛巾用力擦洗還會使毛孔發炎。最好的方法是用雙手輕輕清洗，而且一天只洗兩次。

誤解五：日曬可以治療痤瘡。多日曬可能會刺激皮膚，發生脫皮，加重痤瘡。偶爾曬太陽是可以的。

⑤ 神經性厭食症

故意節食導致體重明顯減輕，也稱為精神性厭食症。

1）多發生於青少年，特別是少女。過於看重自己的體型，沉緬於過度的減肥。

2）少食或禁食使得體重異常，下降 15% 以上。

3）進而出現全身其他病症：停經、脫髮、手足冰冷、心動過緩、低血壓等。

4）應對上重於心理治療，確立正確的審美觀。在此基礎上漸進地增加攝入和營養，慢慢提升食慾。

⑥ 性早熟

指提早出現青春期：女性在 8 歲前性腺增大和有第二性徵，或在 10 歲前來月經；男性 9 歲前發育。

1）真性性早熟：正常性成熟提早出現。發育過程也按正常次序相繼出現，有排卵性月經週期和生育能力。

2）假性性早熟：第二性徵發育提早出現，如單純性乳房早發育、單純性陰毛早現。

3）原因複雜：營養過頭，盲目進補，食物中農藥污染或激素污染，避孕藥，化妝品，或媒體性暗示等。

採取綜合應對的措施：

1）父母應懂得些醫學知識，瞭解孩子的性早熟不過是生理性發育提前，並把道理告訴孩子，解除孩子的思想顧慮；

2）密切注意和關懷孩子的生長發育；

3）十分注意飲食營養、適量和安全；

4）兒童不宜藥物進補；

5）要教育孩子不要隨便服藥；

6）可以在醫生指導下使用藥物治療。

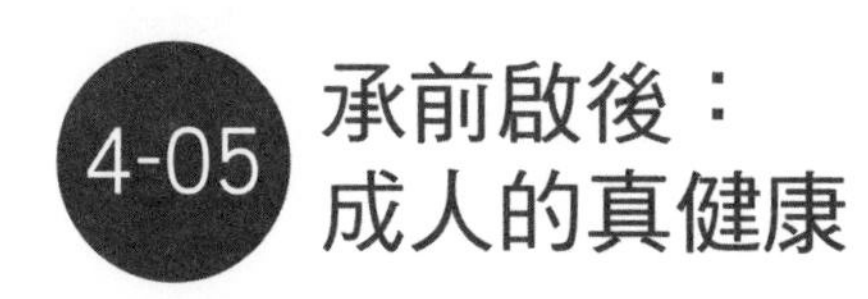

4-05 承前啟後：成人的真健康

☆ 生命週期中最長一段莫過於成人期。按青春期結束（18 ～ 20 歲）到老年期（60 ～ 65 歲）開始來計算，少說也有 40 年，佔生命一半左右。長長的成人期中，身體的成長與心靈的發展不同步而行，在環境和社會因素的參與下，成人期的健康問題不少。承前啟後，維護真健康正當其時。既延續兒時的健康，又為老年的健康益壽，打實了穩步而上的台階。

為了更確切地顯示健康的特點，並作進一步分析，筆者把這個 40 年左右時間劃分為三個期：青年期（約 20 ～ 35 歲）、中年期（約 36 ～ 50 歲）和老年前期（約 51 ～ 60 歲）。

1. 青年期的身心靈

心、靈在發展，滯後於身體的成長。

身體繼續成長，達到人生的頂峰。組織、器官的結構和功能已經齊全完備。人體防禦系統處於最佳狀態。

心智正經歷發展階段。學業和事業的走向基本定局，人生之路上費心費力前行。在成功和失敗的反復磨練中心智有明有暗，正待成熟和穩定。

開始純化靈性和確定價值觀、人生觀，處於重要時段。對於社會的責任，對於自己的責任，對於家庭和子女（如果有）的責任尚在建立。但是環境的惡化和社會的下沉（如物質的誘惑、道德的倫喪、刺激的追求、教育的錯位、對獨生子女的放縱、因為外出打工或單親而缺少家庭教育等），使得本已滯後於身體的成長的靈性純化，更放慢進程。

2. 青年期的健康問題

生活方式的不健康和不文明，吸煙、酗酒、夜生活，為以後的慢性病開了一個壞的頭。

不良生活方式使得近視、肥胖明顯高發。肺結核在青年中增加。

心靈的缺失和責任的低下導致種種戀愛和婚姻問題，性傳播疾病和吸毒上升，嚴重傷害健康。

應對的原則是加大提升青年的心智和靈性，具體有下列措施。

1）努力改變不良的生活方式，合理膳食，科學運動，合理用眼、遠離煙酒和毒品。

2）防範網路、微信成癮，正確認識虛擬世界，正確認識自己，要立志長智，把注意力放在學習和工作上。多參加感興趣的社會活動，加強正常的人際交往。

3）提升自己對於社會、家庭（長輩、配偶、子女）和他人的責任和愛心。

4）加大健康傳播，進一步樹立每個人是自己健康第一責任人的意識，學習健康知識，踐行健康行為。

3. 中年期的身心靈

上半生與下半生的轉折時段。身體從頂峰狀態開始滑落，心靈卻走向高峰和契合，二者在這個時間段正好作了一個由上朝下與由下往上的反向交叉。

嚴格講身體的衰老從中年已經開始。從頭髮減少，肌力減弱，脂肪增加，到呼吸、循環、消化乃至性功能都開始有所減退。

心智走向高峰，心緒處於平和，性格保持理智。智慧、思維、效率、事業同步邁向人生高地，也是創造成績和成就的良好時段。

靈性對於身體的依附，對於心智的契合，在中年時期逐漸完成。責任性、價值觀和正向定力逐步穩固。

 4. 中年期健康問題的應對

① 慢性疾病低齡化

中年危機是健康危機。有人對深圳特區成立到 2006 年期間參加創業的大小企業家作了調查，驚人地發現：中年因病早逝者居然超過 5000 人。中國大陸三高（高血壓、高血糖、高血脂）的高發人群年齡已經下降到 30 多歲到 40 多歲。

在內外各種危險因素長期夾擊之下，身體內的分子和細胞慢慢發生從量變到質變的長期過程，導致組織和器官的結構和功能病變，逐步釀成了慢性病。

上述長期過程短則十多年，長則數十年。中年發病的惡果實際上源自青少年時期。應對的關鍵在提醒：早在青少年時就應維護健康，持之以恆。

② 健康隱患再埋雷

同樣道理，中年期如果不努力維護健康，等於繼續埋下地雷，引爆計時器上的時間是：老年期或老年前期。亡羊補牢，為時不晚！

中年是走向後半生的轉折，器官的功能開始在超負荷中運行。懂得這個道理，我們更要惜護、養護和保護。

③ 逼上梁山登險峰

為了實現人生夢想，在快節奏的功利社會、更多的成功機會和激勵制度下，效率和體能發揮到極致。如上所述，心靈走向高處，拼力登峰中，身體卻已經下滑，器官的運行未必能夠承受。超負荷的努力和過瓶頸的拼搏有時會成為壓垮駱駝的最後一根稻草。

有一種因為過度勞累工作導致死亡，稱為過勞死（karoshi）。在中年期發生最多。勞累超過極限或持續過長，身體免疫力大降，加速老化，功能衰竭，甚至死亡。外力太過使得彈簧永久變形或斷裂

所以在中年，必須要量力而行，見好而收，適可而止。

5. 老年前期的身心靈

這個時期，從知天命到耳順。如果說身體部分顯示衰老，走下坡路，進入人生的秋季，那麼心靈卻正當夏季。

心境變得空遠，知道謀事在人，成事在天，努力作為但不企求結果。笑對個人榮辱，花開花落。

思想成熟了，靈性明朗透亮，富貴名利和個人榮辱已經淡然，生命的意義在於是否做了自己想做的事情。修行成熟了，沒有不順耳之事，聽得進逆耳之言。

此時靈性可以是生命的巔峰，也可以成為生命的新起點，自由翱翔。

6. 老年前期的健康問題

① 慢性病更多來襲

前半生如果養護身體和健康管理做得不夠或不好，危險因素長期累積和影響，此時爆發疾病的機率很高。

② 器官有效期已滿

人類的進化中智能的進化大大領先於體能。身體各器官原來只是為了三、四十年左右的壽命而設計。科學和醫學的突飛猛進，社會和生產力的極大發展，讓人的生命在很短的時期內延長了幾近一倍。這個時段，器官的使用期、有效期和報修期已滿，大有可能出現：

1）身體某器官不能承受超負荷工作，停工或發病；

2）身體某器官發病，其他器官無法幫助一把，也罷工，多臟器功能發生障礙。

③ 更年期火上澆油

女性更年期綜合症指女士絕經前後，因雌性激素分泌減少而身體發生一系列異常的表現，如植物神經功能紊亂、生殖系統萎縮等。還會出現一些心理的變化，如焦慮、抑鬱和失眠等。一般多見於 45 ～ 55 歲之間。見下一課 4-06。

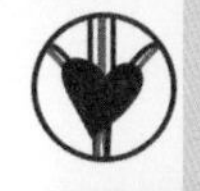

同樣男性在 55 ～ 65 歲之間也會發生更年期綜合症。因為睾丸的內分泌功能及精子生成能力自然衰退，而產生一些症狀，主要表現為頭痛、情緒不穩、失眠、心悸、高血壓、陽萎等。

兩性的更年期綜合徵發生的時間有先後，但是內分泌激素的失調導致身體內環境的失平衡是一樣的。還會進一步影響心理、心境。如果此時疾病來襲，會使得健康問題更加嚴重。

④ 面臨退休身心衰

老年前期正值將要退休之時，人生軌跡上的大轉彎可能不僅引起心靈上失落和波動，並會誘發身體上有的疾病，或原來已有疾病加重。

首要的是要在心靈上平和及曬脱，將在本書的《知益壽真相》一冊中詳述。

4-06 多做功課：女士的真健康

☆ 女士一生在身心靈的發育、成長、成熟、衰老等生命自然週期中，都伴隨著以性激素為主的內分泌的影響。下丘腦—垂體—卵巢這條主軸，直接作用於女性生殖系統，維持其生理功能，保證了女士以媽媽的偉大身份，完成生殖與遺傳的崇高使命。本課從一生各時期內分泌的變化，説明女士健康的特點和問題，解開一些迷團。提醒女士，要多做一些功課，維護好自己的真健康。

1. 下丘腦—垂體—卵巢軸

下丘腦位於腦基底部，是邊緣系統的一個中心成分，促進和調節垂體合成。

垂體是一個卵圓形小體，位於丘腦下部的腹側。它分泌卵泡刺激素，促進卵泡周圍的間質分化成為卵泡膜細胞，使顆粒細胞增生。它分泌黃體生成素，作用於泡膜細胞，使之合成性激素。

卵巢為一對扁橢圓形的性腺，位於下腹部，產生和排出卵細胞，合成及分泌雌激素、孕激素及少量雄激素，維持女性生理功能。

下丘腦—垂體—卵巢軸是一個完整的神經內分泌系統。通過週期性變化、正反饋、負反饋奇妙地擔負了指揮、調節、協調女性的生理、生殖功能。

以下敘述女性從幼到老各個時期的健康特點。

2. 兒童期女孩的健康和維護

當一個發育完好的嬰兒出生時，體內會帶著一定的母體孕期分泌的各種激素，而斷開臍帶之後新生兒就開始了獨立的內分泌活動。由於出生後其血中的性激素驟減，女嬰有時會出現子宮內膜剝脱導致的少量陰道流血，乳房可略隆起或少量乳汁分泌，這些都是生理現象，一般於數天內消失。

新生的嬰兒身體發育迅速，身高、體重增長也很快。由於女性特殊的生理構造，對此時期女孩的生殖系統要倍加呵護，要定期給女孩清洗外生殖器

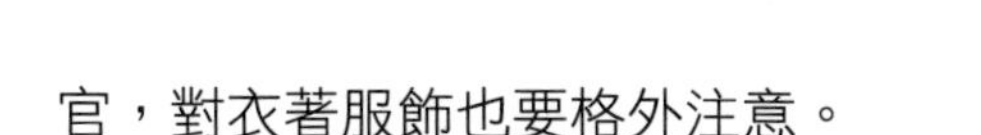

官，對衣著服飾也要格外注意。

約 8 歲之前下丘腦—垂體—卵巢軸功能處於抑制狀態，卵泡無雌激素分泌，生殖器呈幼稚型。約 8 歲後下丘腦—垂體—卵巢軸功能抑制狀態解除，垂體開始分泌促性腺激素，卵巢內卵泡有一定的發育並分泌性腺激素，但仍達不到成熟階段。

兒童期是身體和智力發育很快的時期，女童健康的維護開始進行，不能忽視。

1）陰道黏膜很薄，大小陰唇未發育，陰道口缺乏陰唇保護，易發生外陰、陰道炎。應避免共用浴盆和毛巾。

2）兒童期應儘早給予女童性別教育，從懂得男女之別、知曉解剖和生理，直到學會性別避嫌和防身之道。

3. 青春期少女的健康和維護

青春期指兒童期至成年期的過渡時期，就是從性器官開始發育、第二性徵出現至生殖功能完全成熟。世界衛生組織將其規定為 10～19 歲這段時期。

一般女孩的第二性徵發育開始於 8～13 歲（平均 11 歲），青春期的發育約經曆 2～6 年（平均 4 年）。在此期間主要表現是下丘腦—垂體—卵巢軸功能逐漸成熟：下丘腦對性激素的負反饋機制的敏感性進一步降低，而正反饋機制逐漸成熟；女孩出現乳房發育，陰毛生長，趨正常成熟狀態。

月經第一次來潮稱月經初潮，為青春期的重要標誌。月經來潮提示卵巢產生的激素足以使子宮內膜增殖，但由於中樞神經系統對雌激素的反饋機制尚未成熟，常僅有卵泡發育但不能發育成熟並排卵，血中的激素水準波動，引起子宮內膜不規則剝脱，發生無排卵性功能性出血。一般月經初潮後，需要 5～7 年建立規律的週期性排卵後，月經才逐漸正常。

① 經期衛生

母親應擔當主要的責任，幫助女兒認真學習和懂得有關月經的醫學知識。

1）營養需要量大，除糖、脂肪、蛋白質三大要素外，磷、鈣、鐵、鋅都為發育之所需。

2）鼓勵戶外運動。

3）正確使用消毒後的衞生紙巾。

4）內褲要在日光下照曬，藉以紫外線消毒。

5）經常洗澡；睡前用溫水清洗外陰，洗盆專用。

6）大解後，手紙應由前向後擦，小解後用衞生紙擦乾淨。

② 不適宜做

1）行經期間，身體內的血小板數量減少有出血傾向，不適宜拔牙和一些創傷性的手術，不適宜用活血化瘀的藥以及有補血功效的保健食品。

2）不適宜飲酒。

3）不適宜吃油炸食品和辛辣食品。

4）不適宜穿緊身褲。

③ 著裝注意

青春少女青睞的體形褲，褲襠短，布質厚，彈性差，透氣少，陰道的分泌物難以排泄，會陰部處於溫熱、潮濕，各種致病菌容易生長、繁殖，容易罹患時裝性陰道炎。少穿或不穿體形褲，合理著裝，儘量選用合體、布料彈性好、透氣良的時裝。

④ 潔身自愛

建立正確的人生價值觀，潔身自愛、守身如玉，杜絕過早性交。

⑤ 防止性病

儘量淋浴而不要盆池浴，防止陰道滴蟲、淋病菌或其他性病等間接感染，同時亦應掌握相應的性病知識，防止性病。

⑥ 保護乳房

1）不束胸：不穿緊身內衣。束胸會使心臟、肺臟和大血管受到壓迫，從而影響身體內臟器官的正常發育和循環、呼吸功能。

2）配戴合適的胸罩：乳房發育基本定型（15 歲左右）後，及時選戴合適的胸罩。可用軟尺從乳房上緣經乳頭量至下緣，上下距離大於 16 厘米時

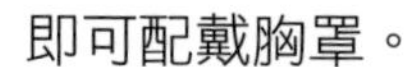

即可配戴胸罩。

3）乳房衛生：每當月經週期前後，可能有乳房脹痛、乳頭癢痛現象。千萬不要隨便擠弄乳房，摳剔乳頭，以免造成破口而發生感染。要經常清洗乳頭、乳暈、乳房。因為乳暈有許多腺體，會分泌油脂樣物質，它可以保護皮膚，但也會沾染污垢、產生紅腫等。

4）乳房發育不良：若乳房過小或過大、雙側發育不均，或乳房不發育，乳房畸形以及乳房包塊等現象，不必驚慌失措。首先通過健美運動促進胸肌發達，使乳房顯得豐滿；其次在醫生指導下進行適當調治。少女要到身體發育定型，性完全成熟才能確定乳房是否發育不良，不必急於求成。

這個階段，少女身心靈發生巨大變化，思想情緒和心理狀態往往不穩定。父母、老師更要耐心、細緻地協助和誘導，避免嚴厲訓責，不能打罵。

4. 性成熟期女性的健康和維護

下丘腦—垂體—卵巢軸發育成熟，功能穩定，是生殖內分泌功能最旺盛的時期，一般自 18 歲左右開始，歷時 30 年。

卵巢規律排卵及週期性激素分泌引起的子宮內膜週期性剝脫出血、規律的月經週期是性成熟的主要特徵。而且此期全身各系統器官伴隨著性激素變化而發生週期性的變化。

青春期女性的生理特點表現為：首先生殖器官發育趨於成熟，月經來潮；其次乳房越來越豐滿，腋毛、陰毛漸漸長出；隨後音調變高，骨盆變寬大，脂肪也會爬上肩、胸、臀等部位，這時女性的身材曲線日益明顯；隨著生殖器官發育的逐漸成熟，女孩對性會產生好奇、衝動心理。

性成熟期女性的健康維護任務重，功課多，主要有下列三項主要內容，在其他課中會一一敘述。

第一，掌握婚姻、懷孕、生育主動性，避免計畫外懷孕；

第二，優生優育，安全妊娠和分娩；

第三，全方位防治婦女常見病，如：月經異常、生殖道感染、性傳播疾病、生殖道腫瘤等。

5. 絕經期

絕經期是指從卵巢功能開始衰退，即從臨床特徵、內分泌學及生物學上開始出現絕經跡象，直至最後一次月經的這段時期。一般始於 45 歲以後，歷時短至 1 ～ 2 年，長至 10 ～ 20 年。中國婦女平均絕經年齡為 49.5 歲，80%在 44 ～ 54 歲之間。

卵巢功能逐漸衰退，卵泡數明顯減少且易發生卵泡發育不全，常為無排卵性月經，最終由於卵巢內卵泡耗竭或剩餘的卵泡對垂體促性腺激素喪失反應，卵泡功能耗竭，月經永久性停止，稱絕經。醫學界將此期稱為圍絕經期。

此時的女性雖然已經失去生育能力，但是仍然有性需求，也易發生性功能障礙，像性交疼痛、陰道乾澀、性慾減退等。

由於雌激素水準波動、低下，有些人還可出現血管舒縮障礙和精神、神經症狀，表現為潮熱、出汗、抑鬱或煩燥不安、失眠等，稱為絕經綜合症，或更年期綜合症。

很多女性對更年期有一種畏懼、惶恐之感，甚至有人會因為更年期的到來產生抑鬱、焦慮、失眠等精神神經症狀。專家認為，女性對此時期出現的各種不適症狀沒必要產生惶恐心理。良好的心態也會延緩或減輕更年期綜合症的發生。

更年期綜合症需要一個全面治療方案，包含生活方式調整、激素補充治療、鈣和維生素 D 補充、骨質疏鬆和其他相關問題。在不同年齡段、不同伴隨疾病以及不同更年期問題的嚴重程度下，處理和藥物的選擇也有所不同，必須在醫生指導下進行。

在選擇是否作雌激素補充治療時要考慮以下一些狀況。

1）是一個醫療措施：必須由醫生來掌握，不能盲目使用。

2）激素補充治療有一定適應症：如血管舒縮症狀、泌尿生殖道萎縮症狀、神經精神症狀等和預防骨質疏鬆的需要。

3）還有一些禁忌證：如各種雌孕激素依賴性腫瘤、嚴重的肝腎功能障礙和未查明原因的婦產科問題等。

4）只用來處理雌激素缺乏所帶來的問題：而不能解決因年齡增長帶來的疾病。

5）在一定時間段才能啟動：過了這個時間再開始使用，益處就有限了。

6）有一定副作用：需要權衡利弊，慎重考慮。

 6. 女性保健中必須澄清的迷團

① 迷團一，宮頸糜爛會導致宮頸癌？

宮頸糜爛曾經是以前困擾了很多女性的一個「疾病」。那時的婦科體檢中多數人會被診斷為宮頸糜爛。實際上這是對宮頸一種正常狀態的錯誤認識。現在已經以「宮頸柱狀上皮異位」生理現象替代原來所謂的「宮頸糜爛」病理問題。也就是說，宮頸糜爛不是病，與宮頸癌沒有任何關係。不過，宮頸的定期檢查仍然很有必要，不是為了發現和預防宮頸糜爛，而是為了觀察和預防宮頸癌。

② 迷團二，子宮肌瘤不切除要癌變？

1）子宮肌瘤是一種常見的女性良性腫瘤。直徑大於一厘米的肌瘤在體檢做超聲波時就能被查出。

2）很多女士患有子宮肌瘤，大多數情況下只需要觀察就可以了。

3）只有少數幾種情況需要手術治療：比如肌瘤導致一些不適症狀，如壓迫症狀，排小便的次數特別多，總有大便的感覺；比如肌瘤引起月經出血量多，導致貧血；比如肌瘤靠近子宮腔，影響懷孕；比如肌瘤體積實在太大。

4）育齡女士的子宮肌瘤直徑每年增長一厘米左右是正常的。如果肌瘤生長的速度過快，要小心注意變性的問題了，需要儘早治療。

5）子宮肌瘤會癌變，但是極少見，機率大概只有 0.47% 左右，即 1000 位肌瘤病人只有不到 5 位。

③ 迷團三，子宮切除後會變得越來越男人？

子宮切除是婦產科最常用的基本手術之一，不少婦產科疾病必須採用子宮切除術。

子宮為孕育胎兒的場所，子宮內膜的週期性脫落形成月經。分泌激素不是子宮的職責，而是卵巢的功能。

女士性徵的維持依賴於性腺（卵巢）所產生的女性激素。卵巢左右各一，位於子宮兩旁，生育年齡的女士，卵巢中有週期性的卵泡發育、成熟及排卵，產生雌激素及孕激素，維持女士的性特徵。

所以一旦子宮切除後，只要保留有一側的卵巢，就足以保持體內女性激

素的正常水準，雖不再有月經來潮，也喪失生育功能，但不會影響女士的性特徵。怎麼會變成男人呢？

④ 迷團四，常做卵巢保養可以杜絕卵巢早衰？

時下許多美容院作卵巢保養，是在體外（腹背）按摩卵巢，其實沒科學依據。

卵巢位置在盆腔深處，一般按摩根本觸及不到卵巢的。許多美容院提出的精油按摩卵巢，精油成分最多滲入到皮膚，不可能滲入血液。從醫學的角度分析，如此操作難以達到養顏、祛斑、抗皺、防衰的效果。

⑤ 迷團五，酸性體質更容易患婦科病？

體內存在很多酸性或者鹼性的物質，但人體強大的酸鹼平衡能力把體內的 pH 一直控制在正常需要的範圍，而且不同器官的酸鹼性環境都不一樣。詳見本冊 2-07 中內容。

不能簡單的定義一個人是酸性還是鹼性體質。酸性體質易患婦科病的説法顯然也是錯誤的。

酸性體質這個偽概念是炒作的結果，是商家為了兜售保健品提出的，沒有嚴格的科學依據。

⑥ 迷團六，每位女士都需要注射 HPV 疫苗？

HPV 中文名叫：人乳頭瘤病毒，有 170 種亞型。女士很容易感染 HPV，特別高危型 16 和 18 號持續性感染，容易引起宮頸癌。

沒有過性生活的女士需要直接打 HPV 疫苗，因為她們沒有感染過 HPV。

但是有些女士不適合打 HPV 疫苗。

1）如果有性生活，女士要先檢查一下是否有 HPV 病毒感染。如有感染 HPV 病毒，需先進行 HPV 病毒清除，再打疫苗會比較好。

2）HPV 疫苗接種後要定期檢查身體內是否產生抗體，如果沒有抗體需要補種 HPV 疫苗。

3）孕期不建議接種該疫苗，產後可以再接種。

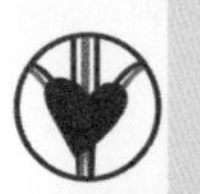

4）更年期女性接觸 HPV 病毒的可能性比較低，並且此年齡段的女士絕大多數都應該已經接觸過 HPV 病毒並且產生抗體了，所以不需要接種 HPV 疫苗。

⑦ 迷團七，HPV 呈陽性預示癌症？

HPV 感染很常見。據估計，有性生活的婦女一生中感染一種 HPV 的可能性達 40%～80%，查 HPV 抗體的陽性很高。

女士 HPV 感染後超過 80% 在 8 個月內自然清除，只有少數持續性的高危型 HPV 感染才有可能致癌。致癌過程十分漫長：HPV 感染—持續感染—癌前病變—癌症，通常十年左右，其間既有可能自行好轉，也可以通過治療癌前病變而阻斷。

HPV 檢測的報告有陽性怎麼辦？

如果從報告上看，所有 14 種類型 HPV 陰性，那麼就表示目前安全，只要定期複查即可，兩年一次。

如果 16 或者 18 型 HPV 陽性（容易引起宮頸癌），需要直接做陰道鏡檢查及活體組織檢查。

如果非 16 非 18 的其它 12 種 HPV 陽性，需要去做液基薄層細胞學檢查法（TCT）檢查。如果檢查正常，定期複查即可。如果 TCT 檢查有輕度以上的異常，就需要做陰道鏡。然後根據檢查結果進一步處理。

⑧ 迷團八，未婚女士不能做婦科檢查？

不管未婚還是已婚女士，婦科檢查對於婦科常見疾病（包括有些女性生殖系統腫瘤）的早發現早治療十分重要。

婦科檢查有多種，如腹部檢查、陰道檢查、盆腔和陰道超聲波、生殖激素水準檢測等。

對於未婚女性，不是不能做婦科檢查，而是婦科醫生不建議做使用窺器進行的陰道檢查。那是因為沒有過性生活的女士在檢查中會被破壞處女膜。

還有，這裏未婚女士是指從來沒有性生活的處女。

4-07 老當益壯：長者的真健康

☆ 聯合國規定，60 歲（發展中國家）或 65 歲（發達國家）開始為老年期，其中 80 歲以後屬高齡，90 歲以後屬長壽。生理性衰老難以阻擋，心理性衰老可以延緩。社會和醫學的進步，保健和健康的維護導致人類壽命延長，老齡化又帶來不少健康問題，必須統籌兼顧綜合解決。老年病是衰老的病理性結果，有其不同於其他年齡段的特點，分別介紹十種常見多發的老年病。

1. 生理性衰老

隨著衰老，人生走向最後階段。身體的衰老循序漸進，而且其過程有較大個體差異，即便在同一人身上，各臟器的衰老也不同步。

生長、發育、衰老是生命發展的自然規律。就身體而言，衰老指各器官功能普遍的、逐漸降低的過程。有兩種不同情況：一種是正常情況下出現的生理性衰老；另一種是疾病引起的病理性衰老，即老年病。

生理性衰老造成長者一些組織與器官結構和功能的改變。

① 骨骼

骨組織鈣質漸減，易骨折；創傷癒合較慢；關節活動力下降；脊柱變短，身高下降。

② 皮膚

顏面皺褶增多；局部皮膚色素沉著，出現老年斑；汗腺、皮脂腺分泌減少使皮膚乾燥，缺光澤；鬚髮灰白，脫髮甚至禿頂；眼瞼下垂，角膜外周脂質沉積，出現老年環。

③ 肌肉

肌重下降；肌肉萎縮；肌力不足。

④ 神經、感覺

神經細胞喪失，腦重減輕；神經傳導速度減慢，近記憶比遠記憶減退嚴重；睡眠時間縮短；溫觸味和振動的感覺下降；視聽力下降；反應力降低。

⑤ 心血管

心臟體積增大；動脈內膜不同程度加厚，可致小動脈管腔狹窄；血管變性，外周血管阻力增加以致動脈壓升高。

⑥ 呼吸

肋軟骨可能鈣化，駝背情況有所增加導致胸腔前後徑擴大成為桶狀胸；肺泡管與呼吸性細支氣管擴大，周圍肺泡容積減少。

⑦ 消化

胃的泌酸細胞隨衰老而減少；肝細胞數也下降。

⑧ 泌尿

腎小球數目減少；近曲小管長度與容積均下降；基底膜隨年齡加厚；髓質內間質組織增多；腎小球過濾速度下降。

生理性衰老的本質是身體各器官的功能逐漸衰退，漫長的過程其實在年輕時已經開始，只是 40 歲後已有表現，60 歲後更為明顯。按照年齡的早晚，各器官功能開始退化的時間大致如下：

6 歲起：味覺和嗅覺開始退化；

20 歲起：大腦和肺臟開始衰老；

25 歲起：皮膚開始老化；

35 歲起：骨密度和生殖能力開始降低；

40 歲起：心臟、眼、牙開始衰老；

50 歲起：腎臟、前列腺、腸道開始老化；

60 歲起：聽力開始衰退；

65 歲起：膀胱、發聲開始老化；

70 歲後：肝臟才會老化。

生理性衰老的最終結果是臨終和死亡。

2. 心理性衰老

心理年齡是指人的整體心理特徵所表露的年齡特徵，與生理年齡並不完全一致，所謂「人老心不老」或「未老先衰」。心理性衰老有下列各種表現。

① 辦事效率低

好忘事，優柔寡斷，缺少朝氣，做事一拖再拖。

② 競爭意識退化

空虛乏味，感到力不從心，缺少創新思維。

③ 自卑孤僻

沉默寡言，膽小怕事，我行我素，不愛交際，不願意面對陌生人，常會長籲短歎，沒有生活目標。

④ 情緒化

固執己見，自我為中心，按自己意願行事，喜怒哀樂頻繁變換，感情脆弱，時冷時熱，喜歡嘮叨。

⑤ 鬆散懶惰

神情恍惚，好靜惡噪，睡意綿綿，靠喝酒打精神，沉湎往事。

⑥ 性情急躁

缺乏理智，不冷靜，聽不進他人意見，一觸即發。

⑦ 敏感多疑

心胸狹隘，嫉妒心重，常因小事與人爭吵，固執刻板，怕東疑西。

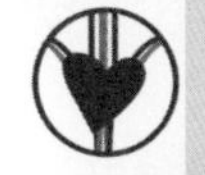

3. 自然壽命和平均壽命

① 自然壽命

指人類平均壽命的最高尺度，即壽命的極限。

不同動物各有其特定的自然壽命。如蜉蝣成體只有一天壽命，而家蠅可有 30 多天壽命，小鼠能活 3 年，大象約 70 年。

人能夠活到幾歲？

1）第一種採用生長期測算：哺乳動物的壽命相當於生長期的 5～7 倍，人的生長期需 20～25 年。

2）第二種採用性成熟期測算：哺乳動物的壽命一般應為性成熟期 8～10 倍。人的性成熟期為 13～15 歲。

3）第三種採用細胞分裂次數與分裂週期的乘積：人體細胞分裂次數為 50 次，分裂週期為 2.4 年。

不管哪種方法測算，人的自然壽命都應該達到 100～150 歲。但在實際生活中超過 100 歲的人很少，人的平均壽命遠遠低於自然壽命。

② 平均壽命

也稱為預期壽命，或平均預期壽命（life expectancy），是指假設當前死亡率不變的條件下，該時期出生的人預期平均可存活的年數。

隨著社會、科學、醫藥的發展，全球人類的平均壽命越來越長：穴居人僅 18 歲，古羅馬時代 23 歲，十八世紀 35 歲，十九世紀 42 歲，二十世紀初增至 49 歲。

我國後清時人均壽命 32 歲，民國時只有 35 歲，上世紀五十年代初 53 歲，上世紀八十年代初 68 歲，本世紀初 71 歲，目前人均壽命已達 76.4 歲。

根據聯合國世界衛生組織 2018 年公佈全球人均壽命排名前四位國家：第一位日本 84.2 歲，第二位瑞士 83.3 歲，第三位西班牙 83.1 歲，第四位新加坡、法國和澳大利亞並列 82.9 歲。美國以 78.5 歲排名第 34 位，而中國以 76.4 歲位排名第 52 位。

在中國各城市和地區中排名：香港、澳門、台北、上海、北京居前五位，都在 82 歲以上。

女士的平均壽命一般比男士長 3～7 歲。

4. 老齡化帶來的健康問題

社會和醫學的進步，保健和健康的維護導致人類壽命延長，給長者及其家庭，給整個社會帶來機會，如從事新的活動，如從事新職業或長期以來被忽視的愛好，如以多種方式對其家庭和社區做出貢獻。然而這些機會和貢獻取決於一個重要因素：健康。因為老齡化又帶來不少健康問題。

① 長者承擔更大的疾病負擔

長者健康的最大殺手是慢性病，如心臟病、中風和慢性肺病等，見下述常見老年病。老年期慢性病及其導致的身心殘疾發生率明顯升高的主要原因是老齡化。

② 家庭關係影響長者的健康照顧

在一代戶家庭（主要是空巢老人家庭）、獨生子女家庭、單親家庭、無子女獨孤家庭、啃老家庭等多種家庭關係中，長者無人關懷，缺乏照顧，乃至無依無靠，自生自滅的狀況不在少數。長者的健康受到很大影響。

③ 年齡歧視破壞長者的健康維護

對老年人歧視性做法，顯著破壞長者獲取衛生保健和社會照護的服務品質。

這一些健康問題的解決已經超越了醫學，要由個人、家庭、社會，以及政府、政策、醫保來統籌兼顧作出綜合有效的安排。

5. 三種類型老年病

顧名思義，老年人易患的疾病叫做老年病，通常包括三種類型。

① 老年人特有的疾病

老年人在衰老過程中，器官老化、機能衰退，僅發生在老年期。如老年性癡呆、前列腺增生症、老年性耳聾、老年性白內障等。

② 老年人常見的疾病

既可中年期發生，也可在老年期發生，多發生於老年期，或在老年期變得更為嚴重。如高血壓病、冠心病、慢性支氣管炎等。

③ 青中年和老年皆可發生的疾病

在各年齡層都有發生，但具有不同於青中年期的發病特點。如老年性肺炎、老年性糖尿病、消化性潰瘍等。

6. 老年病發生發展的七大特點

老年病在病程中有一些與其他年齡不同的七大特點，知曉這些，對於長者健康維護十分重要。

① 多病共存

長者常在多個系統同時存在疾病，或在同一個系統常同時存在多種病理變化。因此老年病的臨床表現錯綜複雜。

② 起病緩慢

由於老年病多屬慢性退行性變化，有時生理變化與病理變化的界限難區分。初期症狀很不明顯，常常要經過一段時期以後才被發現。

③ 表現不典型

1）如長者體溫調節功能差，發熱反應不如一般人明顯。年輕人患肺炎、腎盂腎炎時出現高熱，而老年患者可體溫不升。因此常易誤診。

2）特別值得注意的是很多長者患病後常先出現神經精神症狀：如有些長者患心臟病的首發症狀就是昏厥；如有些嚴重感染的長者主要表現為嗜睡；如長者心力衰竭加重時出現精神錯亂的反應。

3）有時長者主患系統的疾病症狀不明顯，卻表現為其他系統疾病的症狀。如充血性心力衰竭時，可先出現消化系統的症狀。

④ 病程長、康復慢

老年人組織修復和再生能力差。

⑤ 發病誘因有異

有時不同於年輕人，如心肌梗塞的誘因在老年人不一定是運動過量，往往由情緒激動或飲食不當誘發。

⑥ 易發生併發症或容易惡化

老年人臟器功能趨於衰退，貯備力減，適應力弱，在疾病或應激狀態下容易發生功能衰竭，其中以心、腎、肺和腦的功能易受影響。

⑦ 容易出現藥物副作用

一般長者對藥物的代謝及排泄功能減弱，對藥物耐受差，容易出現不良反應。

由於老年病不同於一般的特殊表現，在診治老年病時必須特別注意：

一則，不僅靠醫生，還要患者本人及家屬的參與和配合；

二則，對於老年病和老年病人要細心診斷、嚴密觀察和精準治療；

三則，長者用藥更要特別謹慎。

7. 常見十種老年病

下面為一些常見多發的老年病，簡要介紹它們的特殊表現和應對原則。

① 老年糖尿病

60 歲以後患糖尿病，或 60 歲以前患病延續到 60 歲後的，稱為老年糖尿病，極大多數為 2 型糖尿病。而全部 2 型糖尿病患者中年齡超過 60 歲約佔半數。

1）三多症狀常不明顯：因為老年人口渴中樞敏感性低，不易出現口渴多飲，老年人常伴腎動脈硬化，腎小球濾過率降低，所以血糖輕度增高時不出現明顯的多飲、多尿。

2）常表現為糖負荷減低：老年人糖尿病常常表現為糖負荷減低，腎糖閾較高，單單測定空腹血糖或尿糖可能會漏診，故建議同時進行空腹血糖檢測和糖耐量試驗。

3）病程隱匿：近一半患者以慢性併發症（如心腦血管病、神經病變、泌尿系統感染、腎病等）為首發表現，病程隱匿。

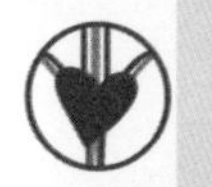

4）部分病人以急性併發症為首發表現：如糖尿病高滲狀態甚至昏迷，死亡率高達 15%～20%。

5）易出現低血糖反應：常反復持久，難以糾正，可能與用藥過量，控食太過，或感染等有關。

6）治療配合差：長者對治療的配合比較差，飲食和用藥都不達標，血糖控制不理想。

② 老年高血壓

我國老年人中高血壓患病率高達四成多。有人錯誤地認為生理上血壓隨年齡增長而升高，老年高血壓不必治療。但長期研究表明，老年高血壓是危害老年人生存和生活品質的重要因素，增高了心腦血管疾病發生的危險性，應該在醫生的指導下控制血壓至正常範圍。

1）多見單純收縮期高血壓：老年人由於動脈硬化，動脈壁的彈性降低，導致收縮壓升高，舒張壓降低，脈壓差（收縮壓與舒張壓之差）增大。

2）血壓波動大：老年人血壓晝夜波動大，易受情緒、環境、體位、活動的影響。測量前須安靜 5 分鐘以上，並於不同體位反復測量血壓。提倡家庭自測血壓。如果晨起後 2 小時內收縮壓平均值比夜間睡眠時 1 小時內收縮壓平均值增高大於 35mmHg，最好測量 24 小時動態血壓，以確定血壓波動情況。

3）發生低血壓：容易發生體位性低血壓和餐後低血壓。

4）對鹽更敏感：老人味覺下降，往往吃菜很鹹。而老人腎臟對水鹽調節能力也下降。所以儘量減少鹽過多攝入，對於控制血壓有效。

5）發生嚴重併發症：更容易發生靶器官損害和心血管疾病。在多種疾病並存下用藥可能發生藥物之間的拮抗作用和導致藥物不良反應。

③ 老年感冒和肺炎

老年流感演變成肺炎的比例較高，對於那些患有慢性疾病的老人，可能性更大。肺炎在老年人群中的病死率也比較高。

1）老年人感冒和流感容易誘發肺炎：所以在冬春流感流行到來之前，老年人（尤其患有糖尿病、心血管疾病和呼吸道疾病等慢性疾病），在接種流感疫苗的同時接種肺炎疫苗。肺炎疫苗每 5 年接種一次，不需要年年接種，而且多數身體健康的老人只需接種一次就可以，而身體虛弱多病的老人則需要在首次接種 5 年後進行第二次補種。

2）老年人一旦出現感冒症狀要及時治療：防止演變成肺炎。

3）老年肺炎臨床表現不典型，起病隱匿：常無咳嗽、咳痰、胸痛等。老年人基礎體溫較低，對感染的發熱反應能力較差，很少有典型的寒戰、高熱等。

4）嚴重的老年肺炎：會出現呼吸困難，血壓下降，昏迷，死亡率很高。

5）一旦確診肺炎，儘早治療：足量應用抗生素，必要時聯合用藥，宜注射給藥。療程適當延長。

6）綜合治療：重視全身綜合治療和兼顧其他疾病的治療。

④ 老年性骨關節病

又稱為退行性骨關節病，是人體隨著年齡增長關節機能退化的一種表現。由於增齡、肥胖、勞損、創傷等諸多因素引起的關節軟骨退化損傷、關節邊緣和軟骨下骨反應性增生。有研究指出我國長者近六成患有輕重不一的骨關節炎。

1）發生於比較負重及活動量多的關節：如頸椎、腰椎、膝關節、髖關節等。

2）表現為緩慢發展的關節疼痛和壓痛：常常休息後出現疼痛，活動後緩解，但活動過多時，疼痛又加劇。另一症狀為關節僵硬、腫脹、畸形或活動受限，常出現在早晨起床之時，或白天較長時間關節保持一定位置之後。

3）檢查可見關節腫脹、壓痛：活動時有摩擦感，病情嚴重者可有肌肉萎縮及關節畸形。X 線檢查有特殊病變。

這是一種不可逆轉的病理性改變，只能通過合適的治療延緩病變和緩解症狀。

1）主要治療方法是減少關節負重和減輕關節磨損：調整不良的生活習慣對關節保護有著重要的作用。如減輕體重、參加非負重的有氧鍛煉（游泳、騎自行車），避免長時間參加負重的活動（上樓、長跑、爬山等）。還可以通過水療、超聲波、針灸、熱療等物理療法減輕局部的炎症和疼痛。下肢關節有病變時可用拐杖或手杖，以分擔關節的負擔。

2）服用成分不明的治關節藥時需諮詢醫生：部分藥物或保健品為增加療效，添加激素，使患者症狀很快緩解。但長期服用激素，對身體帶來嚴重後果。

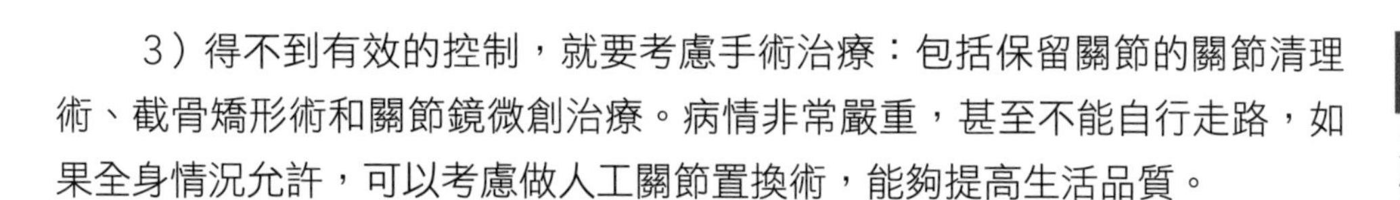

3）得不到有效的控制，就要考慮手術治療：包括保留關節的關節清理術、截骨矯形術和關節鏡微創治療。病情非常嚴重，甚至不能自行走路，如果全身情況允許，可以考慮做人工關節置換術，能夠提高生活品質。

⑤ 老年癡呆症

又稱為阿爾茨海默病（alzheimer disease，AD），一種原發性退行性腦病，有持續性高級神經功能活動障礙。多見於 70 歲以上，女性較男性多。已經成為發達國家主要死亡原因之一。在我國發生率逐年上升。

1）病因：迄今未明。與許多危險因素有關，如家族史、女性、頭部外傷、低教育水準、甲狀腺病、母育齡過高或過低、病毒感染等。

2）起病隱匿，緩慢進展：每個病人不盡相同，有的拖延數年變化不大，有的幾個月便到達晚期。大致可分三個階段：

＊ 輕度癡呆期於最初發病 1 ～ 3 年：最初徵兆是失憶，對近事遺忘突出。早期症狀還有判斷能力下降，喪失對原有事物的興趣與工作衝勁，情感淡漠，社交困難。

＊ 中度癡呆期在發病 4 ～ 7 年：遠近記憶都嚴重受損，時間、地點定向障礙；不能獨立室外活動；穿衣和個人衛生需幫助；情感急躁不安，常走動不停。

＊ 重度癡呆期 8 ～ 12 年：語無倫次，喪失所有智力功能，智慧明顯退化；逐漸不言不語、表情冷漠、肌肉僵硬、憔悴不堪；出現大小便失禁等。

3）頭部 CT（薄層掃描）和 MRI（冠狀位）檢查：可顯示腦皮質萎縮明顯。MRI 檢測更敏感。18F- 去氧核糖葡萄糖正電子掃描（18FDG-PET）為一種實用性較強的手段，尤其適用於 AD 與其他癡呆的鑒別診斷。

4）要與血管性癡呆（vasculardementia, VD）作鑒別：VD 是由缺血性卒中、出血性卒中等腦血管疾病所致的嚴重認知功能障礙綜合症。我國 VD 的患病率很高，特別在老年人中。以神經影像學表現，可以作出鑒別。

AD 的應對是多方位的，家人的作用至關重要。

1）陪伴、關懷、照顧、散步等非藥物的方式，對於延緩進展，改善症狀，常有意想不到的效果。

2）研究表明膽鹼酯酶阻斷劑可減輕阿爾茨海默病患者的精神症狀，作為認知改善藥物已經被用於治療。

3）此外針對伴有的症狀用藥，如安眠藥、抗精神病藥物、抗癲癇藥物、抗抑鬱症藥物等。

⑥ 帕金森氏病（parkinson's disease, PD）

又稱震顫麻痹，是老年人一種常見的神經系統變性疾病。平均發病年齡 60 歲左右。我國 65 歲以上 PD 的患病率大約是 1.7%。

起病隱襲，是一種漸進性的發展過程。首發症狀通常為一側肢體震顫（發抖）或活動笨拙，慢慢累及對側肢體。臨床上主要表現為四大運動性症狀。

1）靜止性震顫：70% 患者以此為首發症狀，開始於一側手，靜止時出現發抖，慢慢明顯，隨意運動時減輕或停止，精神緊張時加劇，入睡後消失。

2）肌強直：感到肢體發僵發硬，活動肢體、頸部或軀幹時，可覺到有明顯的阻力。

3）運動遲緩：最初覺得一側肢體酸脹無力。後來動作變慢，始動困難，運動幅度減少，尤其在重複運動時。表現在多個方面，如面部表情動作減少，瞬目減少；如出現流涎；如説話聲音單調低沉、吐字欠清；如寫字可變慢變小；如洗漱、穿衣變得笨拙；如行走速度變慢，步距變小，手臂擺動幅度減少；如夜睡時翻身困難。

4）姿勢步態障礙：疾病中晚期出現，患者難以維持身體平衡，路面不平就有可能跌倒。行走時常常會越走越快，不易止步。晚期表現為行走時突然邁不開步。

還表現為非運動症狀，如抑鬱、便秘、難睡眠、記性差和情緒不好，對於患者生活品質影響甚大。

診斷上首先要除外可能造成類似症狀的繼發性帕金森綜合症。後者由各種已知原因引起帕金森病樣表現，包括藥物、血管病、感染、中毒、外傷等。

應對手段只能改善症狀，無法治癒疾病。不過能提高患者生活品質，也可以使之壽命與普通人相仿。

1）藥物治療長期使用左旋多巴製劑是有效的。小劑量開始逐漸加量。以較小劑量達到較滿意療效，應儘量避免藥物副作用的發生。

2）康復治療、心理治療及良好護理也能在一定程度上改善症狀。

3）腦起搏器治療帕金森病有一定優勢，但並非所有帕金森病患者、在疾病的任何階段都可以使用這種治療方法。

⑦ 前列腺增生（benign prostatic hyperplasia, BPH）

發病率隨年齡遞增，隨著全球和我國人口老年化，發病日漸增多。但有增生病變時不一定有臨床症狀。城鎮發病率高於鄉村，而且種族差異也影響增生程度。

早期由於代償，有增生病變時不一定有臨床症狀，或症狀不明顯，病程進展又慢，所以往往難以確定起病時間。隨著下尿路梗阻加重，症狀逐漸明顯，臨床有三大症狀。

1）儲尿期症狀：尿頻、夜尿次數增多為早期症狀，接著半數以上有尿急或急迫性尿失禁。

2）排尿期症狀：排尿困難包括排尿起始延緩，排尿時間延長，射程不遠，小便分叉。

3）排尿後症狀：尿不盡、殘餘尿增多；

直腸指診為簡單而重要的診斷方法。在膀胱排空後做超聲波檢查，可以觀察前列腺的大小、質地。用超聲波測定殘餘尿，如殘餘尿量達 50 ～ 60 毫升，提示處於前列腺增生早期。

前列腺增生是一種緩慢的良性增生。

1）對於大多數患者來説，尚未受到下尿路症狀明顯影響時，觀察等待應是合適的處理方式。在密切隨診，積極地採取一些非藥物和非手術的措施：避免受涼（特別前列腺部位受涼），預防感染，不酗酒吸煙，不吃刺激性食物，保持心境平和開朗，適當多喝些水，不憋尿。

2）尿路梗阻症狀不重但已影響生活，可以考慮藥物治療，主要藥物有 5α 還原酶抑制劑、α 受體阻滯劑等。短期目標是緩解下尿路症狀，長期目標是延緩疾病進展，預防合併症發生。

3）尿路梗阻嚴重，多次查殘餘尿量超過 60 毫升時應考慮手術治療。目前首選經尿道前列腺切除術。

⑧ 骨髓增生異常綜合症（myelodysplastic syndromes，MDS）

這是一組發生於造血幹細胞的克隆性疾病。表現為骨髓出現病態性的無效造血，外周細胞減少。MDS 大部分起病在 50 歲之後，男性多於女性。

1）病因：部分患者過去接觸過烷化劑、苯和放射線照射。

2）表現：持續 6 個月或以上，進行性加重，一或多系列血細胞出現明顯減少，發生貧血、出血或感染，有肝脾腫大。病程長短和預後好壞的差異性很大。

3）需要排除：其他可以導致血細胞減少和病態造血的疾患，如酒精中毒、愛滋病毒感染、巨幼紅細胞貧血、溶血，自身免疫性疾病、甲狀腺疾病、腫瘤，藥物、化療等；

4）檢查：外周血紅細胞、中性粒細胞、血小板明顯減少，或部分減少。骨髓檢查增生活躍，病態造血或有纖維化；

5）治療低危的病人：可以考慮成分血輸注、造血因子治療、免疫調節劑等；

6）高危病人預後較差：易轉化為急性白血病，考慮高強度治療包括化療和造血幹細胞移植，但是這二類治療有併發症和較大風險，謹慎使用；

⑨ 老年性耳聾（presbyacusia）

因聽覺系統衰老而引發的聽覺功能障礙。65 歲以上老年人中，發病高達五成。有以下特點：

1）雙側對稱性聽力下降：緩慢發展，進行性加重，原因不明；

2）高頻聽力下降為主：開始聽不清門鈴聲、電話鈴聲、鳥叫聲等高頻聲響，後來漸漸對所有聲音敏感性都降低；

3）對語言的分辨力降低：聽得見聲音，聽不清談話內容，交談困難；

4）常有聽覺重振：小聲聽不見，大聲震耳，又覺太吵；

5）部分可伴耳鳴：開始時為間歇性，僅夜深時出現，以後變為持續，白天也有。

尚無確切的方法可以用來逆轉聽力老化的進展，目前沒有特效的藥物。不過在應對上還是有一些策略：

1）注意預防，合理飲食，多補充鋅、鐵、鈣等微量元素，尤其是鋅元素；戒除煙酒，鍛煉身體；

2）情緒激動很容易導致耳內血管痙攣，保持情緒穩定有利聽力；

3）儘量避免長期雜音刺激，遇到突發性雜音時，要儘快遠離，以減少傷害；

4）除自然老化外，高血壓、糖尿病、高血脂、冠心病、耳毒性藥物等均可引起聽力下降，努力避免這些因素，積極治療這些疾病；

5）配用助聽器，種類很多，需要經過耳科醫生詳細檢查後才能正確選用。

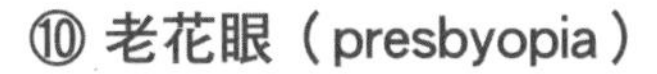

⑩ 老花眼（presbyopia）

又稱之為老視眼。隨著年齡的增長，眼球晶狀體逐漸硬化、增厚，眼部肌肉的調節能力減弱，使得變焦能力降低，看近物就會模糊不清。

驗光配鏡是應對老花眼最可靠、有效的方法，用凸透鏡原理，補償晶狀體調節力的不足，從而達到矯正老視的目的。

1）眼科檢查：配鏡前先做一次全面眼科檢查，確定有沒有近視、遠視、散光，以及有沒有眼病。

2）專業驗光：必須通過專業驗光後配製適合自己的老光眼鏡，不能在小店自選現成的老光眼鏡。

3）再次驗光：過幾年應再次驗光，不能一付眼鏡戴到老。隨著年齡增長，老花度數會增加。如果原來沒有近視、遠視，通常 45 歲時眼睛老花度數 100 度左右，55 歲提高到 200 度左右，60 歲後度數會增至 300 度左右，此後一般不再加深。

4）市上可供選擇的三種眼鏡：

＊單光鏡是最簡單普及的一種，只在看近時使用；

＊雙光鏡同時提供遠、近視力，但會發生中間的視力模糊；

＊漸變多焦鏡通過同一鏡片上不同的區域看到近、中、遠距離的物體，解決了雙光鏡造成中間的視力模糊問題，但容易使配戴者有一定的不適和眩暈感。

老年人可以採取一些預防措施，保護眼睛，減慢視力的老花：

1）冷水洗眼：每天晨起和睡前用手潑冷水至眼中，後用毛巾擦乾，接著用手指輕揉眼睛周邊 20 次上下；

2）熱敷護眼：天冷可用熱毛巾敷在眼睛上，換毛巾 2 ～ 3 次；

3）定時遠眺：每天早起、中午、黃昏各 1 ～ 2 次，目不轉睛看最遠物體 10 分鐘；

4）經常眨眼和轉眼：眼睛一開一閉，眼球順時針和逆時針循環旋轉，一週期 20 次上下；

5）眼睛間隔休息：看書報和電視 45 分鐘後有一次 5 ～ 10 分鐘眼睛休息，避免連續看手機。

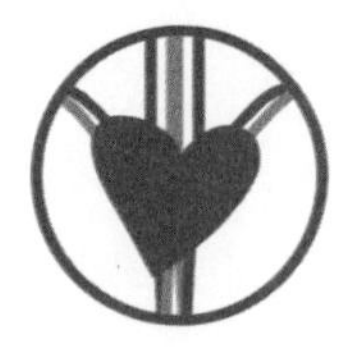

讀後提要

- 歷經孕前、孕期、嬰幼兒、兒童及少年、成人、老年人六大時期，生命就從那裏來。
- 前世今生，生老病死，歷經磨難，生命來之不易，理應倍加珍惜和愛護。
- 生命每個時期都有健康問題，維護真健康必須正視生命全週期。
- 精準維護健康起始於知曉生命各個時期中，可能面對何種特殊的健康問題，需要應對那些特殊的疾病問題。
- 即便同一種疾病，在不同的年齡時段也會有不同的表現，也要作出不同的應對。
- 優戀、優婚、優孕、優育，為生命的真健康開啟第一扇大門。
- 兒童、少年在身體上發育，心靈上成熟，為真健康奠定根本。
- 漫長的成人期身體與心靈的發展不同步，內外環境導致較多健康問題。承前啟後，維護真健康正當其時。要避免慢性病低齡化。
- 下丘腦—垂體—卵巢軸的內分泌變化導致一些獨特問題，女士要多做功課，維護自身的真健康。
- 老年病是衰老的病理結果，其表現和應對之道不同一般。老齡化帶來不少健康難題。

Part 5

真健康的告別：我到哪裏去

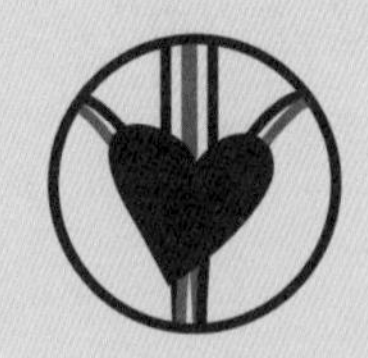

主要內容

有開始便有完結，出生降世卻終歸西去，天下沒有不散的筵席！

本冊前四部分探討「我是誰」和「我從哪裏來」。如何認識和維護真健康，也就是求生。本部分我們不得不面對「我到哪裏去」這個沉重而敏感的話題——求逝。其實求生抑或求逝，都是真健康的組成和目標，都是惜護生命的現實問題。

人生有限期。理解生命，也要理解死亡；惜護生命，包括臨終。

臨終關懷不可缺少，黃昏感悟更為重要。告別人生和真健康，在踏踏實實、安安心心到那裏去之前，對於身心靈作再認識，實屬必要。

身體是物質，是皮囊。由基本的元素構成，最終回歸黃土塵埃，重返大地母親，是必然的歸宿，也是無可選擇的結局。

靈性是精神，是人類真善美的本性和寶貴的精神財富。精神不滅，代代相傳，可以自動地相傳（基因、遺傳、大腦等），也可以主動地相傳（思想、作品、文化、傳統等）。

靈魂是靈的超物質形式？靈性與靈魂是靈的面和體，或是表和裏？如果這樣的假設成立，那麼靈魂也不滅嗎？關於靈魂，眾說紛紜。科學已經發現不為人體感覺器官所能感受到的暗物質、暗能量、意識流……，還有量子、超弦……，靈魂會在其中嗎？

5-01 尊嚴西歸：求生和求逝

☆ 求，有求索及達標之意。生老病死是天賜人類的自然法則。生命誠寶貴，我們必須求生，即惜命。如果生命離去真的無可避免，求生無望，不得不面對求逝，即善終。尊嚴告別也是惜護生命的一種形式。臨終關懷是在患者行將離世前幾個星期或者幾個月內，從身、心、靈對生命全方位的關懷。善終為生命真健康劃上圓滿句號。關於安樂死，法律、傳統和道德使得全球各國説法和做法有異。

1. 死亡界定

死亡（death）指維持一個生物體存活的所有生物學功能的永久終止。

目前我國法律上關於死亡的判斷還是心死亡，即呼吸斷絕、脈搏消失、心跳停止。腦死亡是醫學上推崇的標準，認為死亡是包括腦幹在內的全腦功能能喪失的不可逆轉的狀態。世界衛生組織 1968 年提出關於腦死亡的四條診斷標準為：

1）深昏迷，腦幹反射全部消失，沒有肌肉活動；

2）停止自主呼吸；

3）動脈壓下降；

4）腦電圖平直。

2. 臨終期

瀕死，即臨終（at the point of death），表明身體正在走向終結，但是還沒有死亡。而死亡等於身體已經終結，沒有回復的任何可能。臨終指病人已接受治療性和姑息性的處理後，病情加速惡化，已經無法逆轉。各種症象顯示生命行將結束，到達死亡的時間多則數月少則幾周。如果是急性病，這個過程會短得多。

臨終期通常是指由於嚴重損傷造成人體主要器官生理功能不可逆地衰竭的時期，目前醫療技術水準還沒有可以扭轉的辦法，導致死亡是不可阻擋的過程。

臨終者是在當前醫學水準下沒有可能治癒，估計在數月內將要死亡的病人，如晚期惡性腫瘤的患者、有危及生命併發症的中風後偏癱患者、危重的心肺疾病晚期患者、有嚴重慢性病導致重要臟器功能衰竭無法逆轉等。

目前世界上不同的國家對臨終期的標準還不一致：日本定為患者預計只能存活 2 ～ 6 個月的這段時期；美國定為 6 個月以內；英國定為 1 年以內。我國則將患者存活 3 個月內的這段時期視為臨終期。

3. 臨終關懷（hospice care）

即便身體無法恢復，疾病無法治癒，生命真健康的維護仍有最後的任務——對臨終者關懷，讓他們善終。

臨終關懷並不是一種醫學治療方法，而是一套有組織的醫療和護理方案。是在患者行將離世前的幾個星期或者幾個月內，從身、心、靈三方面對生命全方位的關懷。也可以看作，在生命全週期的最後階段對臨終者的健康作最後維護：

1）既延緩疾病的惡化，又減輕疾病帶來的痛苦；

2）既陪伴病人走完最後一程，又消除他對死亡的恐懼；

3）既對於將離別的人生沒有遺憾，又對最終的歸宿平靜期待，有尊嚴地走向死亡。

其中更多的是心靈層面的關懷。臨終關懷機構的組織類型一般有三種：

1）在醫院中設立臨終關懷病房；

2）在獨立的臨終關懷院，如一線城市的養老院中會有此類服務；

3）在家中設立臨終家庭病床，相關工作人員或社區的社會工作者、志願者等前去協助照顧，直至病人死亡，並協助料理後事。

4. 臨終守護

臥床不起的臨終者有一些身體健康問題與慢性病晚期大致類同，但在處理和應對上有其特點，在醫療守護中多加注意。

① 營養和飲食

掌握下列五項要則：

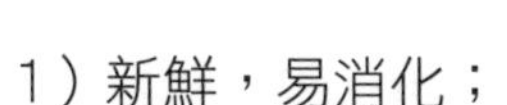

1）新鮮，易消化；

2）富優質蛋白質和蔬菜、水果；

3）多流質和半流質，多煮、燉、蒸；

4）考慮臨終者的喜好；

5）少食多餐。

② 皮膚和壓瘡

1）每日洗刷，大小便後及時擦洗；

2）溫水擦浴和床上洗頭；

3）經常變換臥位，一般每二小時要翻身，有皮膚變紅每一小時要翻身，用軟枕、氣枕或海綿墊放在骨突出部位；

4）對於可能發生壓瘡部位的完整皮膚保持清潔和乾燥，每日用溫水擦洗；

5）發現有壓瘡立即積極治療。

③ 大小便問題

1）便秘：因進食少 3 ～ 5 日有一次大便，如果有不適再給予處理。

2）大便失禁：定時給予便盆，提醒大便；必要時用紙尿片，但必須得到患者同意，並且及時更換；便後保持皮膚乾燥清潔。

3）尿失禁：尿後保證皮膚乾燥清潔十分重要；必要時用外引流方式，防止漏尿；不應當因尿失禁而少喝水，否則易引起尿路感染；睡覺前可以限制喝水。

4）尿瀦留：放鬆情緒，消除緊張，提供隱蔽環境，定時排尿；協助患者抬高上身排尿，可加壓腹部增加腹內應力，不可太用力以防膀胱破裂；可用熱敷和按摩促進排尿；實在無奈才採用留置導尿管的措施。留置導尿管特別要預防感染：

＊ 引流通暢，固定好導尿管，不讓受壓和扭曲；

＊ 尿液清，無混濁；

＊ 保持尿道和會陰清潔；

＊ 引流袋不能高於尿道水準以免倒流，引流袋內尿液及時傾倒，引流袋每週換兩次；

＊ 病情允許下鼓勵多喝水。

④ 疼痛和止痛

疾病晚期常常出現疼痛。人體對於痛覺的反應隨人而異。痛反應一方面可以產生生理和病理變化，加重病症；另外一方面也嚴重影響臨終期患者的生活品質。及時與家屬或患者一起制定藥物止痛方案，實屬必要。

根據聯合國世界衛生組織推薦，藥物治療癌痛有兩個原則十分重要：按時口服以及按階梯給藥。

依據疼痛的程度，考慮三個階梯使用鎮痛藥，以用最低階梯、最小劑量達到最佳鎮痛效果為目標：

1）第一階梯輕度疼痛：非阿片類（非甾體消炎藥）如撲熱息痛、阿司匹林、布洛芬等，不能超過最大劑量，否則加重副作用卻不會增加鎮痛作用；

2）第二階梯中度疼痛：弱阿片類（如可待因、強痛定等），或加非甾體消炎藥，也不能超過最大劑量；

3）第三階梯重度疼痛：可以給予強阿片類（如瑪啡片、美菲康等），或加非甾體消炎藥。

5. 善終目標

中國有句老話：小時享福不算福，老了享福才算福。從全週期健康上來講，小時健康還不算福，老了善終才算福。所謂：哭著降世，笑著離世。善終要做到的是後一半，即尊嚴西歸。

臨終時善終有三大目標。

① 目標一：身體的善終

與其他時期的病時相比，有一些方向和策略上的特點。

1）不僅注意危重疾病的治療，更要重視對於病症和病痛的緩解：凡是副作用大，或可能引起不適反應的治療手段可以暫停或放棄，儘量減輕臨終者軀體上的種種痛苦。

2）不僅按照常規採用必要的醫學措施，更要在不違背原則下多滿足臨終者對於處理的要求：不能做的也要耐心解釋，必要時可以使用鎮痛藥、鎮靜藥、安慰劑。

3）不僅在醫療、護理上予以熱心照顧，更要在生活起居、飲食需要、活動愛好，乃至平時閒談、家庭關係、最後願望等方面作出全方位的關懷。

② 目標二：心理的善終

1）推心置腹成為知心的好朋友：懂得他的擔心、憂愁和期望，分擔他的無望、悲傷和痛苦。

2）有情有義成為有力的協助者：對於他或她未想通的問題、未解決的難事、未達成的願望出謀出力，盡心盡力。

③ 目標三：靈性的善終

瀕死的人在離世前更需要的是與心靈對話，他們最後的要求是心靈善終。這是臨終關懷中最後的，最重要的，也是最難做的事。至今沒有完整的回答，卻有不少建設性的建議。

1）聽覺是最後消失的感覺：所以，不想讓病人聽到的話即便在最後也不該隨便説出口。

2）讓患者開朗而有尊嚴地度過剩餘的時光：因此安慰的語言既要切合實際，還應盡可能表示樂觀。

3）醫療的問題更多的是去安慰：臨終關懷的前提，恰恰是接受醫學不是萬能的。美國醫生有一個座右銘，「偶爾去治癒，常常去緩解，總是去安慰」。

4）人生三問：我是誰？我從哪裏來？我將去哪裏？不僅是生時困擾我們的問題，也是臨終時思慮最多的疑惑。人生三問是臨終安慰的主要話題。

5）尊重宗教信仰：清楚並尊重臨終者的宗教信仰，用他信仰的宗教完成心靈善終，會有很大成效。

有人建議，心靈安慰可以參照下列三步進行。

1）第一步幫助病人確認病情：知曉存活期還有多少，在這段時間裏應該如何做。

2）第二步幫助病人整理自己的思緒：寫遺書、安排後事，想像向親朋好友道最後一聲再見。

3）第三步協助病人觀想死亡的景象：選擇合適臨終者的方式，讓他想像或思索。比如想像自己漂浮在身體的上方，俯瞰一切。

6. 安樂死（euthanasia）

指讓無法救治的病人無痛苦地死去，意思是「幸福」地死亡。法律規定，病人的生命權和身體權屬於自己所有，病人具有支配權，應當維護和保護，應盡一切可能救治；但是法律並沒有表明，可以放棄生命或自行了斷。

① 安樂死的爭論

荷蘭是第一個將安樂死合法化的國家，比利時步其後塵宣佈「安樂死」合法化，但當年的法律條款只適用於 18 歲以上的成年人。盧森堡、瑞士和美國的一些州也通過了安樂死法案。

對安樂死的爭論非常激烈。首先患者自殺不會影響別人，但是如他本人想結束生命，醫護人員及家屬協助滿足其請求，是「幫助自殺」行為，涉嫌故意殺人罪。

其次安樂死如果以法律形式確認下來，可能會被一些人利用，用來非法剝奪他人的生命。事實上已經出現這樣的案例。

② 安樂死的條件

1）病人患不治之症並已臨近死期；

2）病人極端痛苦，不堪忍受；

3）必須為了解除病人死前的痛苦，而不是其他理由；

4）必須有病人神志清醒時真誠囑託或同意；

5）原則上必須由醫師執行；

6）必須採用社會倫理規範所承認的妥當方法。

③ 安樂死的方式

1）主動的安樂死：當病人無法忍受疾病終末期的折磨時，採取促使病人死亡的措施。病人本還可以存活一段時間，但生活品質低下，是社會、家庭一個負擔。這個方式比較激進，有更多的人反對。

2）被動的安樂死：對搶救中的病人（如垂危病人）不給予或撤除治療措施，任其死亡。安樂死只不過使死亡時間稍稍提前一些。這個方式比較保守，反對的人少些。

④ 安樂死的阻力

在中國目前存在下列阻力：

1）醫學治療理念：醫生以延續生命為最高目標，而忽視生命的品質；

2）醫患關係緊張：醫院和醫生害怕承擔「見死不救」的責任；

3）部分醫院的逐利機制：部分醫生罔顧醫學倫理，做無謂的搶救；

4）病患及家人醫商不足：不理解醫學的局限性和生命的有限性，寄希望於積極的治療總是可以逆轉自然規律；

5）傳統孝道：被錯誤的道德觀綁架，晚輩在長輩臨終期，往往會傾其所有，通過積極的治療來達到某種道德上的高度，往往認為放棄治療就是不孝。

凡此種種，我國目前的情況尚不足以讓安樂死合法化。

7. 對死亡的坦然

實際上，善終對於本人來說，有一個必要的思想基底——認識死亡，坦然面對死亡。

中國人忌諱死亡的觀念源遠流長。用「長眠」、「作古」、「過世」、「圓寂」、「歸西」等詞彙，便是為了避諱「死」這個字。

死亡教育一直缺乏。有沒有主動思考過下列問題嗎：

1）死亡到底是什麼？

2）人都會死，面對死亡的威脅，我們對自己及他人有什麼樣的責任？

3）假如只剩下幾天可以活，我們如何面對死亡？

4）假如親人面臨死亡，我們如何幫助他們去克服死亡的恐懼？……

澳大利亞一名被重病長期折磨的 104 歲老人大衛・古德爾在瑞士（立法允許安樂死的的國家）實施安樂死。實施當天，診所的醫生問了幾個問題：你是誰？你的生日是什麼時候？為什麼你要來這個診所？你知道用藥之後的後果嗎？他平靜地回答完這幾個問題，輸液管的開關交到了他的手上。他的身邊是自己的家人，房間裏回蕩著《歡樂頌》。他滑動開關後安然離世。生前老人曾說：為什麼我要因此而傷心呢？我不覺得死是一種殘酷的事，而是一件自然的事。

安樂死的理念相當程度上與死亡教育有關，與怎麼樣面對死亡有關。求生也要求逝，惜護生命也必須理解死亡；明白從哪裏來，當然想知道到哪裏去。我們將在下面兩課與讀者繼續分享這個問題。

5-02 身後之事：靈魂和物質

☆ 有人曾在葬禮後對參加者作即時問詢調查：現在想什麼？四成人在考慮，應當加強自我健康維護了。近六成人卻在思索，百年之後，灰飛煙滅，我到哪裏去了：永眠不醒還是靈魂飛揚？直上天堂還是下到地獄？轉世投生還是變牛做馬？……平時難以啟口，雖然總想知曉，但仍問號多多。本課收集和羅列多方位相關資料，與讀者分享。對未知事物的認識，基於與時俱進的探索。

1. 美國腦神經科學家的瀕死感言

調查瀕死體驗是對靈魂研究的一個重要切入點，西方這樣的臨床案例不少。有位美國腦神經科學家泰勒（Jill Bolte Taylor）博士因腦出血在 1996 年走過死亡邊緣，她寫下《奇跡》（《My Stroke of Insight》）一書，精彩並科學地描述了瀕死的感受。泰勒用腦神經專業科學知識，結合瀕死到複生的實際經歷，深刻地表達了她的分析和洞察。她的感言受到來自專業和非專業的廣泛關注。

1）在中風那天，「我的意識已經飄浮到一個天人合一的境界」。我的腦袋開始進入「意識的旅程，在那裏我被包裹在一團深沉的內在祥和裏」。

2）「我要做的第一件事，便是記得自己是一個更大的架構中的一部分——一道永恆的能量與分子流」，「自己是宇宙流裏的一部分，讓我感覺到一股自然而生的安全感，而世間的生活就像天堂一般」。「我和宏觀的宇宙密不可分，天人合一，又怎麼可能自覺脆弱呢？」

3）「我在此時、此地，熱情奔放，無牽無掛。常常微笑，極為友善」，「滿足、慈悲、充滿關愛，永遠是個樂天派」。

4）「我把我的心靈園地看成一小片神聖的宇宙地產」，「宇宙託付我」一個人照料「我頭顱裏的這一小塊空間」，「尋求內心深處的平靜，達到涅槃」。

5）「死亡是我們所有人都必經的自然過程，我們只需要明白，在大腦深處（心裏的意識深處），一直蘊藏著永恆的平靜」。

2. 唐山大地震倖存者的瀕死體驗

中國政府特殊津貼獲得者、天津市安定醫院精神病醫學教授馮志穎等人，在 1987 年隨機找到唐山大地震中 100 位差一點丟命的倖存者，調查他們瀕死時的體驗，大多集中在下列三方面：

1）近半數人產生意識從自身分離出去的感受，覺得自身形象脱離了自己的軀體，遊浮到空中；

2）約三分之一人感受到自身正在通過類似坑道或隧道那樣的空間；

3）約四分之一的人稱，當時身體好像不屬於自己，各個部位散落在空間中，隨後如沉在萬丈深淵裏，四周一片漆黑。

3. 黃泉路、鬼門關的中國傳説

在中國的神話和傳説中，天有九重天，地也有九重地，地下極深處即黃泉，又稱九泉之下。黃泉路是人逝後到陰曹地府報到要走的路。

傳説，在黃泉路上遊蕩著很多孤魂野鬼，都是陽壽未盡、非正常死亡的。不能上天，也無法投胎或到陰間，必須等待陽壽到了才能去九幽報到，聽候閻羅王的發落。

黃泉路盡頭有條忘川河，滿佈蟲蛇，還有那些無法投胎的孤魂野鬼。忘川河邊有塊三生石，記載著人的今生來世。河的盡頭有座奈何橋。走上橋在望鄉台上看人間最後一眼。奈何橋即奈何今生的相見，無奈來世的重逢。

橋上還有個孟婆亭，亭裏有位孟婆，她給每個經過的人準備了一碗忘川水，洗去人的前塵記憶，令其能了無牽掛地轉世投胎。為了來世再見今生所愛之人，可以不喝忘川水。但必須跳入忘川河，受盡千年之苦才可以投胎。

奈何橋有日遊神、夜遊神把守。分三層，上層走生時行善事之人，中層走善惡兼半的人，下層只走行惡的人。下層黑暗兇險，會被投不到胎的孤魂野鬼擋道，會被銅蛇鐵狗狂咬。

鬼門關是到陰曹地府報到的關卡。兩旁有鬼王和小鬼把守。森嚴壁壘。無論哪個亡魂來到，必遭檢查通行證：閻羅大帝發給的一張黃色路引。

中國三峽的重慶市豐都縣有一座起源於漢代的歷史文化名城，被人們稱之為鬼國京都。重現了黃泉路、奈何橋、鬼門關、十八層地獄等傳説之處。

4. 靈魂輪迴的各界說法

距今數萬年前人類已具靈魂（soul）的觀念，或認為人死後靈魂繼續存在。那種簡單古樸之靈魂觀念，含有強烈的物質元素。

隨著宗教、哲學發展，靈魂說開始趨為精神體。被認為附在人的軀體上作為主宰的一種非物質的東西。死亡後靈魂離開軀體。

印度教、佛教、婆羅門教認為一切有生命的東西，如不尋求「解脫」，則將永遠在六道（天、人、阿修羅、畜生、餓鬼、地獄）中生死相續，不停息地循環。佛家講生死輪迴，認為去世是輪迴流轉中一個過程的結束。

如果有輪迴存在，為何人們對前世的事沒有記憶？中西的回答相似。中國傳說，人在投胎前喝了「孟婆湯」，就會忘掉過去的種種。古羅馬人相信，投胎前喝了「奈思河」的水，對於前生往事思憶不起來了。

在中外的報導、傳聞和電影中，靈魂回家、隔世相逢、通靈越界、靈童轉世等故事不勝枚舉。但因一家之詞，旁證難得，或者有人裝神騙財，難辨真假。

宗教輪迴觀對信徒的教誨，常常起到勸人向善、改邪歸正的正向效應：善有善報，惡有惡報，天網恢恢，疏而不漏。

「如果有來生，我一定會……」從簡單的話中也顯示不少人是相信輪迴的，因為生命輪迴畢竟給人以希望和寄託。

5. 腦—神經科學解說靈魂

生理學家證實，通過研究大腦神經細胞的神經元突觸之間資訊的傳遞，認為所謂的靈魂（意識）是大腦特定神經細胞的活動和儲存的意識。

腦科學家認為，對於瀕死時靈魂出竅的體驗，可能是大腦在缺血狀態下一種即時的錯覺和幻覺。特別對於一些對宗教虔誠的信徒，出現的機率較高。

一些科學家解釋靈魂現象：

1）心理作用：包括錯覺和幻覺造成的認知的錯感；

2）精神病理作用：也就是腦部器官受損，而導致遺忘、精神紊亂等現象；

3）與環境改變有關：主要是出現電磁場變化。人類的生活空間充滿了電磁波。人腦就是電化學器官，生物電信號在腦細胞間傳遞資訊，強大的電磁場會影響到那些信號，並產生奇異的視覺、觸覺與聽覺。作用於人腦的電磁場還可以導致不同的情緒，如恐懼、緊張等，就是這種情緒使人產生看見所謂靈魂的異常現象。

美國加州大學聖地牙哥分校（University of California, San Diego）和加拿大羅倫西安大學（Laurentian University）的科學家在顳葉附近找到一個區域，會製造一種超理智的感覺。刺激這個區域後，使得不相信宗教的人產生一種心靈出竅的感覺，甚至會感覺到閃光的燈裏出現了神蹟。讓科學蒙上了神秘的色彩。

6. 暗物質、暗能量與靈魂

有這樣一種物質，科學家只能確認其可能存在，卻無法直接觀測探查，這就是暗物質（dark matter）。暗物質是存在於宇宙中一種不可見的物質，與人類已知的物質不同。也不與物質互動。它是一片和我們的世界交織在一起的陰影世界。

所謂暗物質看不見，不僅用肉眼在可見光中隱形，而用紅外線、紫外線和 X 射線都探測不到。人們通過引力透鏡觀察到暗物質，但是也沒有弄清其真實面貌，只看到它們所處的位置。

暗能量（dark energy）更是奇怪，可以使物質的品質全部消失，完全轉化為能量。宇宙中的暗能量是已知物質能量的 14 倍以上。

在宇宙之中，暗物質佔據整個宇宙空間約 25%，暗能量佔據 60%，普通物質，（即我們平常所見的東西）僅僅佔據 5%。暗物質和暗能量才是宇宙的主要部分。

遭遇暗物質，有關物質的物理定律瞬間失效。宇宙有一種神秘力量存在，可能控制宇宙的命運。真如諾貝爾物理學獎得主李政道所説；天外有天！

暗，意思是看不見，不清楚。關於暗物質性質的許多假設中，有一種認為，暗物質實際上可能是一個完整的粒子族，最終都可以在完整的陰影的生態系統中發揮作用。有暗宇宙，還可能有其他暗生物、暗人類？

暗物質可以穿過宇宙中所有的物質，包括人類。經過估算，一個人體表面積為 1.7 平方米。暗物質以隨機角度出現，可以接觸到人體表面積約 0.6 平方米。

有人從五個方面比較了暗物質與靈魂的相似度，進而思索兩者間的關聯。

1）看不見摸不到，也沒有有效的手段進行直接觀測，即使穿過我們的身體也無法感知。仿佛進入另一個維度另一個空間，但是卻又會影響到我們的世界。

2）一種弱相互作用的粒子，離體後獨立存在。

3）不會發光，也不會發生電磁作用。電磁波，紅外線，光譜分析等常見手段統統不能有效取得進展。

4）偶然活動，但不頻繁，常常處於靜止狀態。

5）為冷光物質，運動速度遠低於光速。屬陰，與人的陽氣相對應，而且缺少活性。

7. 腦細胞微管內量子靈魂假設

上世紀 90 年代英國物理學家羅傑・彭羅斯提出一項與意識有關的量子理論。假設人類的意識活動是人腦神經細胞微管（microtubule）結構內量子引力效應的結果。

據此，美國和英國科學家後來又提出了一個引人注目的假設：

1）意識相當於大腦神經細胞微管內一台量子電腦的程式，可能在出生前就已存在；

2）即使人死後，這個程式仍可以在宇宙中存在；

3）心臟停止跳動，血液停止流動，微管失去了它們的量子態，但其量子資訊並沒有遭到破壞，離開肉體後重回宇宙；

4）如果患者蘇醒過來，這種量子資訊重回微管，患者體驗了一次瀕死經歷；

5）如果死亡，這種量子資訊將存在於肉體之外。

量子靈魂假設遭到抨擊，引發巨大爭議。

 8. 靈魂的超弦理論

超弦（superstring）是理論物理上一門現代學說，認為組成宇宙的最基本物質並非各種基本粒子（如原子、質子、電子、光子、夸克等），而是一種像弦線一樣不斷振盪的「超弦」，包括有端點的「開弦」和圈狀的「閉弦」。

弦的不同振動和運動就產生出各種不同的基本粒子。能量與物質可以轉化。物質世界是由超弦的震動產生的。

有的學者進一步用超弦解釋靈魂：超弦不僅是宇宙構成物質的最微小的單位，而且還是宇宙具有獨立意識的最微小的生命體。假設人類的靈魂是一種超弦，一種以某種形式存在的能量場。

新的猜想還在爭論和論證之中，相信未來某一天能知道答案。

科學家通過探索自然，提出了看法，制定了定律。但他們無法逾越自然。如果面對新的自然現象，就會發現新的本質，推翻老的定律，做出新的判斷。對未知事物的認識，基於與時俱進的科學探索。讓我們拭目以待。

5-03 黃昏感悟：靈性和精神

☆ 人走如燈滅，除了人像、牌位或墓碑就蕩然無存了嗎？生命流芳百世，怎麼留芳？生命永垂不朽，如何不朽？隨年歲漸增，靈性從醒覺、累積到固化、深藏，在生命週期中前行。人到黃昏，靈性不僅晶瑩剔透，而且越發自由自在。告別生命的黃昏感悟更為深沉：回歸大自然，繼續物質和能量的轉化。生命不是完了，而是去了，在夜空閃閃發光，奏起生命讚歌。靈性不死，精神永生！

1. 黃昏落日後：回歸自然

周而復始、生死交替是大自然不變的規律。呱呱落地後，生命就只有去路，沒有回路。儘管人類壽命不斷延長，但是死亡總歸是人生無可避免的結局。目前全世界每年死亡人口估計超過 5000 萬，我國每年近千萬。

在我國古代文化中，死亡兩個字如果分開，有兩層意思：死就是終止、喪生的意思，亡是逃離、失去的意思。所以也可以把死亡解讀為：身體（物質）的終止和完結，即生物學意義上的死亡；或者心靈（精神）的逃逸和離去，即哲學意義上的死亡。

死亡是生命最終歸宿，像黃昏落日，必將面臨黑夜一樣。認識死亡，懂得死亡，理解有些病治不好，命救不活的本質，才能坦然面對健康、疾病和死亡。

下面引錄幾段人們有關死亡的感悟，有助解開我們心中的迷惑。

1）人是自然的一部分，尊崇生老病死的規律，死亡並不是可怕的事情。即使地球、太陽系和宇宙這樣長壽，也會在將來的某一天壽終正寢。

2）歲月之美，在於它必然經歷的流逝：春花、夏日、秋月、冬雪。

3）生命是有限的，死亡是每一種有生命的物種最終的歸宿。生死本來就一體兩面，有生必然有死。死亡不只是人的一種現象，而且是整個生命世界的本質。

4）只有敬畏死亡，才能敬畏生命。死亡是人類生命歷程不可缺失的一部分。

5）生命像是一場告別的過程，從起點就在説再見。活著時好好活著，讓自己本來不長的生命充滿意義和樂趣。

6）生不知所從來，死不知所從去，生非甘心，死非情願。坦然面對，面對生之燦爛，面對死之涅槃。坦然適之，我們就不會那麼糾結，就不會那麼偏激。

7）把死亡當成一種很自然的結果那是最好的，不刻意加速也不延緩死亡的到來。當然，要做到坦然面對任何生命的離去，的確很不容易。

8）生命是一場聚散，初涉人世的第一聲啼哭就拉開了聚的序幕，就有了數不清的相遇、相識、相處、相愛、相恨，到最後的相離。所謂天下沒有不散的筵席。

9）死亡真正的對立面不是生命，而是誕生。死和生代表了兩種對立的生命存在方式，從這個意義上説，生命是永恆的。

2. 生命週期中：靈性前行

從腦科學研究揭示的人體大腦發育生長的過程中，可以發現靈性在生命週期中前行的三個階段，各有特點。

① 未成年：與生俱來的靈依附並顯示於逐漸成熟的大腦皮質

早在胚胎發育第七周大腦及其皮質開始生長。

剛出生時嬰兒雖然已經具有全部神經細胞，但是還沒有成熟：神經細胞軸突外的髓鞘沒有包上，使得信號無法正確傳導；神經之間的聯繫也很差。所以大腦皮質少有活動和功能。

下面是大腦的一些部位長成並開始參與工作的最早時間：

杏仁核（恐懼、情緒記憶）剛出生時；

邊緣系統（情緒、潛意識）1 歲時；

顳葉（語言中心）18 月時；

海馬回（長期記憶）3 歲時；

邊緣系統（注意力）青春期時。

大腦皮質額葉在 6 個月時開始參與工作，而前額葉約在 18 月開始活動。從此，有了「自我」的意識。或者可以推斷：靈性開始了依附於大腦的進程。

額葉一直要到 18 ～ 20 歲左右成年時才包好髓鞘，進入相對穩定。或者可以推斷：靈性隨著成年，已經比較穩固地駐入生命。

當然，後天對於靈的充實在非成年時也已經開始。不過那時的靈主要還是與生俱來的那部分。有人說，16 歲前生命還是「神」的狀態，之後才進入「人」的狀態。是不是因為與生俱來的那部分的靈性是原始的、前世的、上代的，或者與現實人間社會甚少關聯？

② 成年：後天固化的意識昇華並充實為靈

成熟、穩定的大腦在成年後漫長的時間中，對於靈進行不斷充實、提升、固化，大致有下列歷程。

1）一般印象（general impression）：大腦神經細胞因外界某個刺激而活化，如果刺激足夠強，使得 3 個或以上神經細胞同步活化，就造成了初步印象。

2）心智狀態（state of mind）：大腦千百萬個神經細胞圍繞了一個整體觀念，一起活化，其中包含了相關的印象、知覺、想法等。

3）長期記憶（long term memory）：情緒興奮和注意力集中增加了知覺的強度和神經細胞的活化率，使得心智狀態成為長期記憶，先在海馬回儲藏 2 到 3 年。

4）重複演練：這個期間如果長期記憶不斷從海馬回送到皮質演練，就變得更深刻更牢固；反之，就會被抹擦掉。

5）固化意識：額葉將長期記憶進行組織、剪輯，固化，成為意識，儲藏於大腦皮質額葉。

6）提取意識：當發生類似事件或受到一組相近的刺激，額葉便會提取出這個固化意識，主管對於事件的分析、思考和處理，從而開始了居高臨下的指導作用。

7）糾正誤導：每一次提取意識期間會根據發生的正確的事實（也可能會根據有關的錯誤的幻想）修改原來固化的記憶或意識，所以大腦有時會儲藏假記憶或錯意識，導致誤導。因此糾正假、錯的記憶，避免儲藏變形的意識，十分重要。

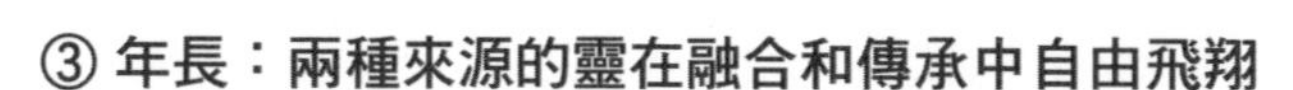

③ 年長：兩種來源的靈在融合和傳承中自由飛翔

隨著年歲漸長，駐居於大腦皮質前額葉的靈進而發生了一些變化，出現了幾個特點。

1）與生俱來的靈與後天產生、固化、修正的靈互滲，並融合一起。

2）融合後的靈以相對穩定的基因形式（尚不清楚）傳承下代。

3）大腦功能隨衰老而減退，靈性隨之可能遲鈍、不應（反應不靈敏），趨於保守、固執。一些老年病直接或間接壓制了靈，如老年癡呆症等。

4）另外一面，靈反倒從原來有千絲萬縷關聯的物質和本能的慾望中脱身，慢慢卸下必須應對名利算計、職場奮鬥和人際關係的主導責任。如果人老心不老，即繼續保持大腦的正常活動，那麼靈將自由自在，自由思想，迎來了靈性自由飛翔的時期。

3. 生命不停息：繼續轉化

其實死亡的身體（物質）也沒有終止，只是從有機物分解成無機物，返回大自然。隨後在一定條件下又轉化成有機物，組成新的身體。

詩人三毛曾經説：「生命的最後一個，也是最大的一個謎團，就是死亡。那是我們最看不破的東西，最參不透的東西」。所謂的大徹大悟，就是徹底覺悟了一切，也徹底覺悟了死亡。

生命小河被死亡這座大山阻斷了，流盡了，無法超越。

不過也可以看作，生命小河並沒有被死亡阻斷，而是翻越了大山，進入了另一種存在形態而已。

或者把生命當作裝在我們皮囊裏面的一團精氣神。死亡，其實在某種程度上就是皮囊裏面的精氣神散溢到皮囊之外的無限時空當中去。從有形化為無形，從濃郁的一團彌散成無邊無際的淡然。

會不會生命並沒有被死亡完全取消，只不過發生了一些常人肉眼看不見、難理解的轉變呢？……

德國偉大的思想家歌德在臨死之前對悲痛的家人説：「不要難過，因為死亡對我來説，不是在宇宙中消失，而是從此種能量形式轉化為彼種能量形式而存在。我將從肉體的束縛中解脱。所以死亡對我而言是一種更自由的存在狀態」。

4. 夜空閃繁星：生命讚歌

心緒隨著身體（包括大腦）逝去，那麼駐居在大腦裏的靈和靈性又到哪裏去？

人最多百來年的壽命（生物年）與地球的億萬年（地質年）相比可謂微乎其微。生命短促如歷史長河中一朵微浪，一瞬間便無影無蹤；人身渺小如星空深淵下一顆小沙，不經意就虛無縹緲；體膚卑微如滾滾紅塵裏一杯黃土，灑哪裏都無足輕重。

其實，在浩瀚的大自然面前，短促的、渺小的、卑微的是人有形的身體。在地球上人類之所以成為萬物之首和萬物之靈，主要得益於人類在進化過程中產生了新皮質額葉及駐藏予此的靈性。天降大任於斯人，可能因為天把最為珍貴和無限美好的靈性贈與了每個人，融入到每個人的生命中。人會思索、會感悟、會創新，以善、以愛、以德、以文明、以文化、以思想、以科學，傳承千秋萬代，造福無疆無垠。在此意義上說，也是靈的永生。

靈是在夜空黑幕上晶瑩閃亮的一顆又一顆永存繁星，是對於人類、對於後人不停頓奏響生命讚歌的一聲又一聲天籟之音。

靈性會以多種形式，延綿千秋萬代。

① 整體文化的傳承

人與人雖然有差異，但是文化和文明是人類的共同財產，也是靈性中正面的共性。通過語言、文字、書刊、音符、畫面、影像等記錄，以及教育、科學、媒體、藝術等形式，一代一代往下傳承，千百年如此。

② 個體精神的繼承

靈性也有個性，個人的優良精神、高尚品質、真知灼見、愛心孝道、發明創新、至優經驗……哪一樣都通過直接或間接的方式得到堅持和繼承。

③ 生物基因的遺傳

遺傳學家通過研究發現，父母經驗會從大腦轉移到基因組，使它們遺傳給下一代，而顯著地影響著後代神經系統中的結構和功能。我們的 DNA 也有可能攜帶著從祖先的基因遺傳下來的精神和記憶。

未成年時，靈性受到來自祖先的那些本性遺傳的影響大。隨著機體成熟

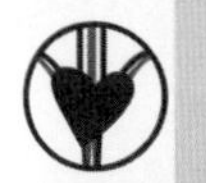

度和大腦發展水準的提高，先天因素的影響就會相對減弱。

④ 與時俱進的提升

靈性由遺傳基因（先天）和生存環境（後天）決定的。隨著機體成熟度和大腦發展水準的提高，後天因素的影響就會逐漸加強。與時俱進地提升，並撥亂反正地修正，讓靈性更為光彩奪目。

⑤ 意識能量的共振

有學者認為，靈性作為一種意識，通過能量振動發生作用和傳遞。這樣的振動如果「接地氣」，即與外環境的人、事、物發生共振，那麼溝通和傳遞便隨之發生，作用和意義更為擴大。

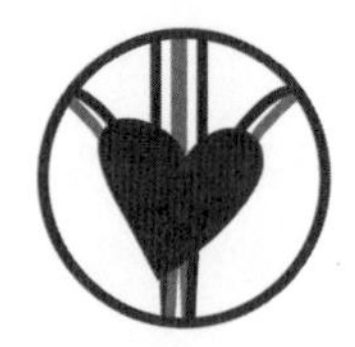

讀後提要

- 探討「我到哪裏去」的問題，既為真健康劃上句號，也對生命做最後的惜護，更把我們的求索和感悟行進到身後。
- 從身心靈給予臨終者全方位關懷，是神聖而偉大的生命道別。
- 安樂逝是尊嚴告別，應予推崇。但是由於法律、倫理、傳統等問題，在現階段還不能廣泛實行。
- 作為物質組成的皮囊，身體最終重返大地母親，是自然規律安排的歸宿，也是無可選擇的結局。
- 關於靈魂，眾説紛紜。科學已經發現不為人體感覺器官所能感受到的暗物質、暗能量、意識流……，還有量子假設和超弦理論，尚待論證。科學探索自然，但無法逾越自然。面對新的自然現象，科學會探索新的本質，做出新的判斷。
- 伴隨大腦皮質額葉逐步成熟，靈性在生命週期中前行有三個階段，各有特點。
- 靈性是人類真善美的本性和十分寶貴的精神，可以自動相傳（基因、遺傳、大腦等），也可以主動相傳（思想、作品、文化、傳統等）。
- 生命不是完了，而是去了。靈是在夜空黑幕上晶瑩閃亮的一顆又一顆永存繁星。

《知人體真相》本冊結語

人生三問之初答卷

著名的人生哲學的終極三問：我是誰？我從哪裏來？我到哪裏去？多少年來求索人間，徘徊心頭。三問敏感並深刻，不僅有關「我」的前世今生和來龍去脈，還涉及「我」的生老病死和身後之事。

三問既有醫學、科學問題，也有哲學、儒學、禪學、命理等問題，主要關聯生命真相。人類起源數百萬年之久，但對於自己生命的探索，還在繼續，遠未完成。

探索生命，始於認識人體。醫學的發展給我們認識人體的機會。從細胞、組織到器官、系統，乃至染色體、基因、DNA……人體的真相越來越清晰。大腦新皮質的進化，為生命另外兩個組成——心和靈提供了依託。特別駐居大腦額葉的靈性，使得人類成為地球生物之王。

我是誰？我是人，我是身、心、靈三位一體奇妙組成的生命。

我從哪裏來？根據生長發育週期，身體來自父母精卵細胞的結合和基因的互融。但心靈的依附、成熟和發展卻與體外的自然和社會密切有關。

我到哪裏去？疾病、衰老和逝離是生命必然歷程，無可避免。身體是物質，最終回歸大地母親。靈性是精神，是人類真善美的本性和寶貴的精神，代代相傳。分享有關靈和魂的資料，有多方位瞭解，利於進一步思索。

本冊用醫學知識和人生感悟正面述説人體的真相和生命的來去，還涉及前世、今生和未來的探索和假設。期待能提升對於真健康的認識，也有助於理解真健康百課系列另外幾冊中有關益壽和看病的真相。

人生三問的答卷是初步的。拋磚引玉，期待對人體和生命真相的深入探索。

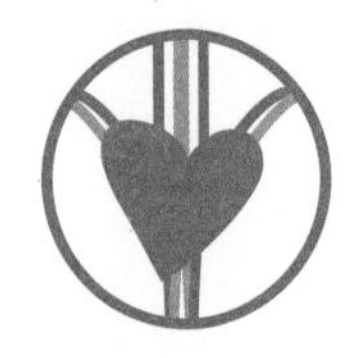

知人體真相

作者
陳松鶴

編輯
吳春暉

美術設計
Carol Fung

排版
何秋雲

出版者
萬里機構出版有限公司
香港鰂魚涌英皇道1065號東達中心1305室
電話：2564 7511
傳真：2565 5539
電郵：info@wanlibk.com
網址：http://www.wanlibk.com
http://www.facebook.com/wanlibk

發行者
香港聯合書刊物流有限公司
香港新界大埔汀麗路 36 號
中華商務印刷大廈 3 字樓
電話：2150 2100
傳真：2407 3062
電郵：info@suplogistics.com.hk

承印者
中華商務彩色印刷有限公司
香港新界大埔汀麗路 36 號

出版日期
二零一九年六月第一次印刷

ISBN 978-962-14-7032-4